U0313284

乡村医生组织公平感研究

于倩倩　尹文强　著

知识产权出版社
全国百佳图书出版单位
—北京—

图书在版编目（CIP）数据

乡村医生组织公平感研究/于倩倩，尹文强著. —北京：知识产权出版社，2019.9

ISBN 978-7-5130-6490-3

Ⅰ.①乡…　Ⅱ.①于…②尹…　Ⅲ.①乡村卫生组织－管理－研究－中国　Ⅳ.①R197.62

中国版本图书馆CIP数据核字（2019）第205354号

内容提要

本书从组织公平感的视角对乡村医生进行了研究，期望为政策制定者与执行者在乡村医生队伍建设方面提供参考，以更好地保障乡村医生队伍稳定发展。主要研究结果如下：首先，开发了具有良好信效度的乡村医生组织公平感测量量表；其次，分析了乡村医生组织公平感、离职倾向和工作绩效，并探讨了影响其组织公平感的主要因素；再次，验证了乡村医生的组织公平感对其离职倾向、工作绩效的影响机制；最后，从薪酬设计、保障机制、职业发展、考核机制、药品供给以及信息化技术的应用等方面提出了提高乡村医生组织公平感的对策建议。

责任编辑：张　珑　　责任印制：孙婷婷

乡村医生组织公平感研究

XIANGCUN YISHENG ZUZHI GONGPINGGAN YANJIU

于倩倩　尹文强　著

出版发行：知识产权出版社有限责任公司	网　　址：http://www.ipph.cn
电　　话：010-82004826	http://www.laichushu.com
社　　址：北京市海淀区气象路50号	邮　　编：100081
责编电话：010-82000860转8574	责编邮箱：laichushu@cnipr.com
发行电话：010-82000860转8101	发行传真：010-82000893
印　　刷：北京中献拓方科技发展有限公司	经　　销：各大网上书店、新华书店及相关专业书店
开　　本：720mm×1000mm　1/32	印　　张：4.75
版　　次：2019年9月第1版	印　　次：2019年9月第1次印刷
字　　数：120千字	定　　价：32.00元
ISBN 978-7-5130-6490-3	

前　言

　　乡村医生是具有中国特色、植根于广大农村的卫生工作者，是居民的"健康守门人"，长期以来在维护广大农村居民健康方面发挥着难以替代的作用。在我国农村缺医少药的困难时期，乡村医生为人民健康做出了巨大贡献，与合作医疗、农村三级卫生服务网被世界卫生组织誉为"中国的三大法宝"。

　　随着农村经济体制改革和医疗体制改革的不断推进，一些研究与报道指出，乡村医生这支基层医疗卫生服务体系的主力军目前面临"引不来、留不住、调不动"的困境，甚至有些地区出现了"村医荒"，制约了我国农村卫生事业的健康发展。在当今物质生活水平快速提高，通信、交通、信息高速发展的环境下，乡村医生如何继续在农村医疗卫生事业这个舞台上发挥积极作用，成为老百姓就医的第一选择？迫切需要乡村医生紧跟时代步伐进行转型，努力打造成一支工作积极性高、稳定性强、技术过硬、守护基层医疗网底的乡村医生队伍。

　　在课题组调研过程中，乡村医生向我们倾诉对薪酬待遇、社会保障以及职业发展等方面的个人诉求，强调工作的付出与回报不成正比，这种不公平感潜移默化地影响着他们的工作积极性和稳定性。访谈结束后，看到他们那依依不舍的眼神，饱含着长期服务于基层的乡村医生对我们这些调研者的期望，他们期望把他们的利益诉求反馈到上级行政管理部门，期望他们的薪酬待遇和执业环境能够得到改善，期望他们能够得到较高的社会地位和更多的尊重。

在这股期盼力量的推动下，我从组织公平感的视角对乡村医生进行了相关研究，并把研究成果整理成书稿，期望为政策制定者与执行者在乡村医生队伍建设方面提供参考，以更好地保障乡村医生队伍稳定发展。主要研究结果如下：首先，开发了具有良好信效度的乡村医生组织公平感测量量表；其次，分析了乡村医生的组织公平感、离职倾向和工作绩效，并探讨了影响其组织公平感的主要因素；再次，验证了乡村医生的组织公平感对其离职倾向、工作绩效的影响机制；最后，从薪酬设计、保障机制、职业发展、考核机制、药品供给以及信息化技术的应用等方面提出了提高乡村医生组织公平感的对策建议。

我国的医疗卫生体制改革一直遵循保基本、强基层、建机制的基本原则，国家层面陆续出台了《国务院办公厅关于进一步加强乡村医生队伍建设的指导意见》《国务院办公厅关于进一步加强乡村医生队伍建设的实施意见》等政策文件，始终把乡村医生队伍建设作为重要的工作任务。近年来，乡村医生整体素质得到稳步提高，服务条件得到显著改善，农村居民基本医疗卫生服务的公平性、可及性不断提升。但我们还要清晰地意识到，乡村医生队伍目前仍是农村医疗卫生服务体系中的薄弱环节，难以适应农村居民日益增长的医疗卫生服务需求。研究结果表明，要实现乡村医生队伍"引进来、用得上、留得住"的目标，应正视乡村医生所处的困境，合理设计乡村医生的薪酬制度，建立健全养老和医疗责任保障机制，全方位、多举措拓宽乡村医生的职业发展前景，建立健全科学的绩效考核评价与监督机制，保障基本药物供给并落实延伸处方制度，并运用互联网技术赋能乡村医生以提高其服务能力和服务效率。

本研究是探索性的，所获得的结论从理论上丰富和更新了乡村医生队伍建设的理论体系，从实践上可以为政府、卫生行政部门提高乡村医生的组织公平感、稳定性和工作绩效，进一

步加强乡村医生队伍建设提供一定的参考。因水平所限，书中
不足和疏漏之处在所难免，也期待读者和同行、主管部门提出
宝贵意见和反馈。

于倩倩

2019年6月

目　　录

第1章　研究背景

1.1　问题的提出

1.1.1　我国乡村医生现状及开展本研究的必要性

乡村医生诞生于20世纪50年代，在当时农村卫生条件恶劣，各种疾病流行，严重缺医少药的时期，政府部门提出把卫生工作的重点放到农村，培养和造就了一大批乡村医生，极大地促进了广大农村居民健康状况的改善。乡村医生连同合作医疗、农村三级卫生服务网曾经被世界卫生组织誉为"中国的三大法宝"。随着农村卫生事业的快速发展，乡村医生的地位也显得日趋重要。作为农村卫生工作的主力军，乡村医生承担着农村基本医疗服务和基本公共卫生服务两项重要的工作任务。据中华人民共和国国家卫生和计划生育委员会统计，截至2015年年底，全国58.1万个行政村共设64.1万个村卫生室，乡村医生共96.3万人，村卫生室的诊疗量达18.9亿人次，占基层医疗机构总诊疗人次的43.55%[1]。乡村医生被形象地比喻为农村公共卫生的"守门人"，农村居民健康的"保护伞"，农村社会的"稳定器"。

乡村医生是具有中国特色、植根于广大农村的卫生工作者，长期以来在维护广大农村居民健康方面发挥着难以替代的作用。为确保农村医疗卫生服务"网底"不破，保障广大农村居民基本医疗和公共卫生服务的公平性、可及性，2011年，中华人民共和国国务院颁布了《关于进一步加强乡村医生队伍建设的指导意见》，针对村卫生室的功能定位和建设标准，以及乡村医生的工作职责、补偿和养老政策、培养培训制度等提出了新的要求[2]。2015年，国务院办公厅颁布了《关于进一步加强乡村医生队伍建设的实施意见》，针对乡村医生队伍仍是农村医疗卫生服务体系的薄弱环节，难以适应农村居民日益增长的医疗卫生服务需求等问题，提出了坚持保基本、强基层、建机制，从我国国情和基本医疗卫生制度长远建设出发，稳定和优化乡村医生队伍具体实施意见[3]。这说明党和政府高度重视我国农村卫生事业的发展，尤其是乡村医生队伍的建设与发展。但随着农村经济体制改革和医疗体制改革的不断推进，乡村医生队伍在发展建设过程中遇到以下问题。

（1）从队伍构成分析，乡村医生存在人员数量不足且老龄化严重，高学历和高职称的乡村医生占比低，专业技术水平能力不足，以及乡村医生人员流失率高等问题[4-7]。朱建华调研了广东省9476名乡村医生，乡村医生以中专学历和无学历为主，占比为89.42%，专科以上的学历占比不到11%。年龄在60岁以上的乡村医生占比为44.51%，乡村医生队伍面临着青黄不接的困境[8]。有些乡村由于待遇不高乡村医生外出谋生，甚至有的出现了"空壳"卫生所[9]。沈冰洁对我国中部地区8个省991家村卫生室调研发现，所调查的1669名乡村医生中有568名（34.03%）有离职意向[10]。

（2）从薪酬待遇分析，2009年医疗体制改革后，乡村医生的业务收入下降，部分地区的乡村医生面临自己垫付药品费、个别地方政府的药品零差率补偿不到位，以及公共卫生服务补贴不到位等压力。苗艳青等调查江苏7个区县发现实施基本药物制度后乡村医生由原来的药品收入为主转变为以政府补助为主，收入水平低于相近行业[11]。胡健等指出贵州普安县乡村医生人均月收入1258元，其中月收入小于1000元的乡村医生占比为55.0%[12]。

王鲁渝调研四川省某山区发现，乡村医生收入更多得依赖医疗服务和政府补助。但由于山区财力薄弱，投入不足，难以满足乡村医生收入需求，降低了乡村医生的工作积极性[13]。甚至一些地区由于薪酬待遇差且补助不到位，一些中青年优秀乡村医生离职。

（3）从制度保障分析，乡村医生的执业风险高，压力大。乡村医生向其他医生学习的机会非常少，也基本没有进修的机会。遇到医疗事故，完全由乡村医生个人承担。而医院里的医生有较多与其他医生交流学习的机会，有进修和晋升的机会，可以与医院共同承担医疗风险。近年来村卫生室医疗事故屡有发生，而多数乡村医生无医疗责任保险，几万元甚至几十万元的赔偿对他们的经济和心理造成了很大的压力。中国乡村医生生存状况调查报告显示，62.1%的受访者从未遇到过医疗风险，32%的受访者遇到过5次以下医疗风险，至少遇到过6次医疗风险的受访者占5.9%，赔偿金额平均为13759元[14]。调研时发现，较多乡村医生没有养老保险，一些年轻的乡村医生因此退出，年龄大的乡村医生为了生计或等待未来的优惠政策而坚守岗位。

（4）从工作内容分析，乡村医生除提供一般诊疗服务外，还承担了辖区内所服务人口的基本公共卫生服务，负责居民健康档案的建立、档案的维护与管理，以及定期完成居民的血压、血糖等测量、随访、监督服药等多项工作[14]。随着基本公共卫生服务政策的不断深化，家庭医生签约服务政策的推行对乡村医生提出了更高的要求，这与乡村医生人员数量不足且不断减少、专业技术水平能力不足的现状形成了鲜明的对比，一些地区由于乡村医生老龄化严重或乡村医生能力有限，基本公共卫生服务项目由乡镇卫生院的医务人员或第三方机构提供。

在乡村一体化管理体制下，乡村医生作为乡镇卫生院的下属，成为这个等级制体系的最底层。乡村医生生存发展中所面临的工作量大、薪酬待遇低、保障制度不完善、社会地位不认可等问题，使乡村医生产生了不公平感，降低了乡村医生的工作积极性和工作绩效，甚至可能制约我国农村卫生事业的可持续发展。因此，测量分析乡村医生的不公平感现状及其影响因素，提高乡村医生对政策的认知与认同，减少影响工作稳定性和工作绩效的不公平感是目前急需解决的问题。

1.1.2 国内外关于员工组织公平感的研究现状

组织公平感起源于古希腊哲学家苏格拉底和柏拉图提出的有关公平的哲学思想。它被看作一种心理建构，指的是组织或单位内人们对与个人利益相关的组织制度、政策和措施公平性的感受[15]。目前关于组织公平感的研究主要集中在组织公平感的测量、员工组织公平感与工作态度行为的关系探讨等层面。

从国外的研究现状分析，关于组织公平感的测量，由于对组织公平的维度划分仍有争议，它是单维还是多维在学界还没有达成一致，研究者使用的测量量表的维度和项目各不相同，如 Adams、Greenberg、Mowday 等提出从分配公平单一维度进行测量[16-18]，Leventhal、Thibaut、Tang 等提出从分配公平和程序公平两维度进行测量[19-21]，Niehoff、Moorma、Bies 提出从分配公平、程序公平和互动公平三维度进行测量[22, 23]，Colquitt 提出从分配公平、程序公平、人际公平和信息公平四维度进行测量[24]。组织公平感与工作态度行为的关系研究方面，研究者们从不同角度对组织公平感的效果变量进行了研究，有的学者从解决争端机制的角度进行了研究，有的从绩效评估等组织情境角度进行了研究。研究结果证明，员工的组织公平感对其工作满意度、工作倦怠、旷工、组织承诺、组织公民行为等产生直接的影响。例如，Adams 指出，当员工感到不公平时，会采取改变自己的投入、改变自己的产出、歪曲对自我的认知、歪曲对他人的认知、选择其他参照对象及离开该领域等其中某种行为[25]；Viswesvaran指出员工的组织公平感可以以引起一定的行为指向，有效预测个体的组织行为[26]；Karriker指出组织公平感对组织公民行为产生影响[27]；Hayashi指出组织公平感影响着员工的工作满意度[28]；Cohencharash指出组织公平感在组织行为中发挥着重要的作用[29]；Liljegren分析了组织公平感中的分配公平、程序公平以及互动公平与自我评价健康以及工作倦怠的关系[30]；Farh等分析了组织公平感与公民组织行为的关系[31, 32]。

从国内研究现状分析，我国对组织公平感的研究仍处于探索阶段，研究对象集中在企业员工、医院护士、教师等群体。关于组织公平感的测量，不同研究者的测量维度有所不同。例如，卢嘉和时勘[33]、樊景立[34]从分配公平和程序公平两维度对组织公平感进行测量；洪振顺从分配公平、程序公平和制度公平三维度进行测量[35]；李晔、龙立荣和刘亚开发了分配公平、程序公平、领导公平和信息公平等四维度测量[36]；等等。国内多数研究者组织公平感量表的设计是在参照国外量表的基础上，基于不同文化、制度和组织构成，在结构维度上加以修订。在组织公平感与工作态度行为的关系研究方面，范法明也指出，在一个组织内工作的员工，其工作积极性与他的公平感密切相关。公平感能使员工心情舒畅，在工作中发挥潜能，有利于组织目标的实现；反之则产生消极作用[37]。张丰指出，企业中员工对组织公平的认知越高，则越能更多地表现出组织公民行为，如果感受到组织的报酬分配是公平合理的，则其会报以积极的角色外行为来回馈组织[38]。纪春磊指出教师的组织公平感会影响到教师工作满意度，进而影响到其工作积极性以及整个学校的教学水平[39]。伍晓奕研究指出饭店薪酬管理公平性对员工的归属感、工作积极性和工作绩效有显著的正向影响[40]。中山大学的谢礼珊和汪纯孝实证研究结果表明，组织公平性对员工的工作积极性有显著的间接影响[41]。

　　笔者在前期完成的基本药物制度对乡村医生的影响评价、新形势下乡村医生胜任力分析和山东省乡村医生人才队伍建设策略研究等多项课题的基础上发现，"不公平感"成为乡村医生提及频率较高的词语，他们经常把自己目前的投入和回报与过去的投入（工作时间、工作量、工作经验和能力等）和回报（收入、晋升机会、假期、制度保障等）或与同一社会环境下处于相同地位的群体或与那些在社会地位主要方面相似、其他方面相异的各种群体比较，如乡村教师、村干部、电工和在外打工人员等。尤其是2009年医疗体制改革后，在一些综合政策作用下，这种比较日益突出。例如，实行基本药物制度后的药品零差率减少了乡村医生的药品收入，虽然政府给予财政补贴，但与过去比较，部分乡村医生不满意，尤其是那些以往在比较中处于优势的乡村医生。不同地区的不同基本药物补贴方式（有的参照基本药物销售量、有的参照村医人数等）也影响了乡村医生的公平感。另外，公共卫生服务均等化的实施增加了乡村医生的工作压力，其工作量与薪酬比较后的不公平感凸显。同时，一些乡村医生在职业归属感、执业环境、制度保障及自我价值的实现等方面也产生不公平感，认为社会没有给予他们足够的承认，导致出现了一些工作积极性不高、疲于应付公共卫生服务工作、在外兼职等不利于乡村医生队伍可持续发展的现象[42-48]。

　　这些"不公平感"反映了乡村医生对与个人利益相关的组织制度、政策和措施公平性的感受，是人们的心理需要和工作动机，是组织公平感的实际体现。乡村医生不公平感的心态会潜移默化地影响乡村医生的离职倾向，影响队伍的稳定性和工作积极性。以往，我国乡村医生队伍建设的相关研究忽视了组织公平感这一关键隐性的职业心态变量，而国内外企业、教育等相关领域研究者已证实它对员工的重要性，因此本书以乡村医生组织公平感作为研究视角。

1.2　研究目的与意义

组织公平感对员工的工作积极性、工作满意度和工作组织行为的重要影响已被国内外的研究者证实。以往关于我国乡村医生公平感的研究多以问题的应答描述为主，并没有适合乡村医生的组织公平感测量量表进行评价分析。对引起乡村医生不公平感的诸多因素，哪些是主要影响因素缺乏深入、系统的探讨，对乡村医生队伍发展的政策修订和完善提供的实证依据不足。基于此，本研究以山东省为例，采用定性与定量相结合的研究方法，以组织公平感作为切入点，一是参考国内外已开发的组织公平感测量量表，结合我国乡村医生的特点及 2009 年《中共中央国务院关于深化医药卫生体制改革的意见》（以下简称《新医改》）的政策安排，研制适合中国国情的乡村医生组织公平感测量量表；二是通过乡村医生的组织公平感调查，分析组织公平感现状，锁定不公平感的主要影响因素及作用机制；三是探讨乡村医生的组织公平感对其离职倾向、工作绩效的影响机制；四是基于制度的可干预性原则，提出对策建议。本研究成果期望为相关政府部门、卫生行政部门制定乡村医生的相关政策、规章制度、薪酬机制、绩效考核机制等提供参考，以更好地提高乡村医生的工作积极性和稳定性，保证农村卫生事业的发展。

1.3　文献综述

1.3.1　组织公平感的概念及研究历程

组织公平感的研究始于美国学者 Adams 在《在社会交换中的不公平》中提出的公平理论[16]，该理论又称社会比较理论，是研究人的动机和知觉关系的一种激励理论，认为员工的激励程度来源于对自己和参照对象的报酬和投入的比率的主观比较感觉，侧重于研究工资报酬分配的合理性、公平性及其对职工生产积极性的影响。当人们通过比较发现自己的报酬和投入的比例与他人相等时就会感到公平；反之，就会产生不公平感。由此可见，Adams 所指的公平感是分配领域的公平感，即分配公平。虽然他提出的投入产出比率带有一定的客观成分，但比较的过程和判断仍然是主观的[49]。

1975 年以前，人们对组织中公平感的认识集中在分配公平维度，直至美国社会学家 John W. Thibaut 和 Lanren walker 在法律环境下探索和验证程序公正性的理论，于1975 年提出了程序公平感这一概念，并指出程序公平感包括过程控制和决策控制。他们在法庭诉讼中研究发现，如果进行裁决的程序是公平的，那么即使个体得到了不利的结果，他们对这项结果也会持比较肯定的评价。程序公平的研究侧重的是人们在决策过程中是否拥有一定的控制权会影响到对分配结果的公平感。后来有学者将程序公平引入组织中，引发了对程序公平研究的热潮[50]，如 Leven-thal、Lind 和 Tyler 等，其中 Leventhal 的研究最具代表性。他提出了六项原则[9]，用以评价程序的公正性：①一致性规则（consistency rule），即分配程序对不同的人员或在不同的时间应保持一致性；②避免偏见规则（bias suppression rule），即在分配过程中应该抛弃个人的私利和偏见；③准确性规则（accuracy rule），即决策应该依据正确的信息；④可修正规则（correct ability rule），即决策应有可修正的机会；⑤代表性规则（representative rule），即分配程序能代表和反映所有相关人员的利益；⑥道德与伦理规则（moral and ethical rule），即分配程序必须符合一般能够接受的道德与伦理标准。Thibaut 和 Walker 的研究强调个人参与的影响，Leventhal 的研究强调决策过程的控制的重要性[51]。

1986 年，Bies 和 Moag 根据人们在执行公平程序时受到人际对待的质量因素提出了互动公平的概念。互动公平主要关注程序实施中程序实施者的态度和方式[23]。Greenberg 在1990 年把互动公平进一步划分为人际公平和信息公平两个维度，并首次提出了组织公平感这一概念。人际公平指的是程序执行者对结果的诠释过程中尊重员工的程度。信息公平是管理层向员工传递有关分配过程和分配结果的信息，它解释了为什么采取某种分配程序和为什么是这样的分配结果的程度[52, 53]。2001 年，Colquitt 设计了一份组织公平感测量问卷，通过验证性因素分析和效度检验，进一步证明了互动公平由人际公平和信息公平构成[24]。至此，组织公平感被划分成四个组成部分，即分配公平、程序公平、信息公平和人际公平。

1.3.2 组织公平感的结构维度构成

对于组织公平感结构维度的划分，学术界一直没有统一的标准，但大致可分为以下五种，即单因素论、双因素论、三因素论、四因素论和多因素论。

单因素论认为组织公平感是一维的，即分配公平。1965 年，Adams 创立公平理论这一概念，为组织公平感的研究开辟了道路，1975 年，学术界一直以其侧重分配领域的公平作为组织公平感研究唯一的维度。出现程序公平的概念后，有学者试着将分配公平和程序公平作为两个单一的维度，但被许多学者认为是夸大了这两者的不同，具有代表性的学者是 Cropanzano[54]。

双因素论认为组织公平感是二维的，即分配公平和程序公平。双因素论由美国社会学家 Thibaut 和 Walker 首次提出[20]，分配公平侧重的是分配结果，程序公平侧重的是分配过程中所采用的程序和过程。之后有学者对双因素论进行了实验研究，证实了二者的区别，组织公平感的双维度结构就此确立[19-21]。

三因素论认为组织公平感是三维的，即分配公平、程序公平和互动公平。Bies 和 Moag（1986）提出了互动公平的概念以后[23]，有学者支持组织公平感分为分配公平、程序公平和互动公平三个维度，也有学者表示不支持，他们的分歧点在于互动公平是程序公平的一个方面还是独立于程序公平而存在的。有学者研究发现程序公平和互动公平通过不同的机理对人的行为独立产生影响，证明了三维度划分的科学性[55, 56]。

四因素论认为组织公平感应划分为四个维度，即分配公平、程序公平、人际公平和信息公平。继 Bies 和 Moag 提出互动公平这一维度后[23]，学者 Greenberg 在 1990 年把互动公平划分为人际公平和信息公平两个维度，并通过设计四维度量表，实证研究确定了四个要素的独立性[52]。Colquitt（2001）认为组织公平包括分配公平、程序公平、人际公平和信息公平四个方面[24]。

国内研究现状：国内学者多引用国外已划分好的维度来研究不同行业的组织公平感，采纳国外的组织公平感测量量表，并根据行业特点加以修改。

二维度划分，卢嘉和时勘在研究我国企业员工工作满意度与公平感和离职倾向的关系时，将组织公平感分为程序公平和分配公平两个方面，其中又将程序公平分为参与工作、参与管理和投诉机制[57]。樊景立在组织公民行为的研究中提出，组织公平感由分配公平和程序公平构成，而程序公平又可以分为互动公平和正式程序[32]。

三维度划分，于海波和郑晓明在研究组织公平感与薪酬满意度的影响时，将组织公平感划分为分配公平、程序公平和交互公平三个维度，并指出交互公平是分配公平和程序公平影响薪酬管理满意度的完全中介变量[58]。张秀娟在研究职务晋升的激励作用与公正原则时将组织公平感划分为分配公平、程序公平和互动公平[59]。

四维度划分，刘亚将 Greenberg 的人际公平本土化，提出了领导公平的概念，将组织公平感划分为分配公平、程序公平、领导公平和信息公平，并设计了具有中国特色的组织公平感问卷[60]。严效新、李成江和赵永乐将组织公平感划分为分配公平、程序公平、领导公平和信息公平四个方面[61]。

多维度划分，台湾学者赖志超和黄光国在正义知觉的研究中将组织公平感进行了更多维度的划分，通过探索性因素分析获得了程序和分配的五因素结构：意见参与、申诉沟通、分配公平性、奖励公平性和惩罚公平性[62]。

早期人们只注重分配结果公平，后来发现个人在分配过程中受到所使用的程序和方法的影响，Thibaut 和 Walker 提出程序公平的概念[20]，分配公平与程序公平已成为一个组织公平研究的两个基本维度。目前，组织公平主要研究集中在分配公平与程序公平方面，其中，分配公平与员工收入相关，程序公平是用来确定产出的程序公平性。当前许多国内外学者都研究组织公平，他们同时也设计了测量组织公平的量表。然而，由于学者们对组织公平的结构没有一致的看法，他们会结合具体研究情况来设计组织公平量表。国内的相关研究主要围绕分配公平（含奖惩公平）及程序公平的二维，或将互动公平作为程序公平的一部分来展开研究。

1.3.3 公平提出的理论视角

人们为什么关心公平？可以从工具模式（instrumental model）和关系模式（relational model）两大理论视角解释这一问题。Tyler 于 1987 年提出的工具模式理论认为[63]，人们关心公平出于利己主义：由于人们相信，执行公平的程序有助于获得长期的经济收益。控制理论同样解释了分配公平的动机（Reis，1986）。Reis 指出，对公平的追求促使个体寻求对结果的控制，而且他们相信只有进行公平交换才能得到自己该得的那一份。关系模式基于人们都倾向于归属社会团体，并且很在意显示自己在团体中的地位的信息。团体成员的身份能使人们展示自己的价值。因此，关系模式关心的是员工在组织中的身份和地位问题。Tyler 和 Lind 于 1992 指出，公平的程序之所以重要，是因为其能显示程序执行者对员工的尊重[64]。相反，程序不公平体现了对员工的不尊重。因此，程序公平能影响个人的自尊心，从而产生对群体有利的行为。从这个角度来看，个体是因为渴望得到群体的承认才关心公平的。工具模式和关系模式分别强调经济关系和社会关系，对群体认同感强的人倾向于用关系模式来解释他们的公平感受，而对群体认同感弱的人则倾向于用工具模式来解释他们的感受。根据 Cropanzano 和 Floger（1989）的实验[65]，让员工参与决策，就可以避免"如果是我做决策，就不会这样了"产生的不公平感。管理者或决策者做出决策时，当个体认为管理者或决策者如果采用了更合理的程序，结果会更有利时，他们产生的怨恨会最大。

1.3.4　组织公平感与工作绩效、离职倾向的关系研究综述

乡村医生的工作绩效和稳定性是农村卫生事业可持续发展的两个关键要素，已引起了社会各界的广泛关注和研究。工作绩效指为完成某项任务或达到某种目的而进行的具有某些功能或效能的行为[66]。关于工作绩效的测量维度有所不同，最初研究者主要关注任务绩效的一维模型[67]，随后研究者将测量范围

进一步扩大，引入了支持组织工作完成的社会和动机的人际关系和行为，称为关系绩效[68]。Motowidlo 和 Van Scotter 的实证证据支持了任务绩效与关系绩效的区别，并将关系绩效划分为人际促进和工作奉献。任务绩效指与工作任务直接相关的生产性和技术性活动，人际促进指有助于组织目标实现的人际性行为，工作奉献则指支持组织目标的自律行为[69, 70]。离职倾向指个体希望离开目前所在组织或所从事工作的行为倾向或态度[71]，也有人定义离职倾向为个人退出组织意愿的相对强度[72]，离职倾向被一些研究者称为离开或放弃工作前的最后一步[73, 74]。

组织公平感对离职倾向、工作绩效有较强预测作用已经被国内外企业、教育、管理等相关领域的研究证实，主要研究现状的综述如下。

从国外研究现状分析，一是组织公平感与工作绩效的关系，Lind、Kanfer 和 Early，以及 Konovsky 和 Cropanzano 发现程序公平带来高绩效[75, 76]。Williams 发现互动公平会提高任务绩效[77]。Masterson 等发现程序公平和互动公平分别通过组织支持和领导-成员交换关系影响员工对组织和权威的态度，从而对绩效产生影响；程序公平比互动公平对离职意愿有更好预测能力[78]。Colquitt 和 Chertkoff 认为任务激励可能是联系公平感和绩效的一个关键机制。Aryee、Chen 和 Budhwar 发现程序公平与任务绩效、关系绩效均显著相关，公平环境有助于绩效提高[79]。二是组织公平感与离职倾向的关系，Konovsky 和 Cropanzano 还发现离职意愿与分配公平和程序公平均相关，如果员工感知到组织的分配和程序是公平的，员工离开组织的动机大大减少[80]。Hepo - niemi 提出组织公平感有利于缓冲全科医生的离职倾向[81]。

从国内研究现状分析，一是组织公平感与工作绩效的关系，刘亚、胡飞飞和方兵等发现组织公平感影响工作绩效，领导公平对工作绩效有很强预测能力[82-84]。汪新艳、徐灿和程美斌等分别发现组织公平感通过员工的组织承诺和领导-成员交换关系、组织支持感及责任感影响知识员工工作绩效等[85-87]。二是组织公平感与离职倾向的关系，胡国平指出员工组织公平和离职倾向之间存在负相关，其中分配公平与离职倾向的相关性最高[88]。方航指出组织公平感与离职倾向呈显著负相关，组织公平感在心理违背契约与离职倾向之间发挥了中介效应[89]。田辉研究指出组织公平对离职倾向的负向影响是通过组织承诺的完全中介作用间接实现的[90]。孔凡晶等研究发现组织公平感与离职倾向存在负相关关系[91]。杨春江等发现，分配公平和程序公平对离职意愿的负向影响显著[92]。

1.4　量表设计思路

国际上目前关于组织公平感测量的维度划分仍有争议，它是单维还是多维的问题在学界还没有达成一致的结论，研究者使用的量表的维度和项目各不相同。本研究结合国内外的文献综述、国内外组织公平感测量量表，结合乡村医生这一特殊群体的社会、文化、政治以及相关的政策背景，同时结合乡村医生、乡村医生的管理者等关键人物的定性访谈，对以往针对不同群体所设计的项目进行了修订，设计了适合中国国情的乡村医生组织公平感问卷的初步项目，通过统计分析构建乡村医生组织公平感量表进行组织公平感现状以及原因的分析。

本研究的主要步骤是通过预调查和定性访谈探索组织公平感的概念和测量。首先，通过文献综述，明确组织公平感的发展脉络，测量维度、核心内涵以及研究进展；其次，选择本研究群体乡村医生以及熟悉乡村医生的县（市）级卫生局和乡镇卫生院的管理者进行访谈，了解熟悉乡村医生工作，并对本课题的研究主体乡村医生进行个人深入访谈，收集乡村医生组织公平感的行为事件并加以整理，形成"组织公平感"概念并将其操作化为初始量表；再次，利用小样本预调查数据进行项目分析、信效度分析以及探索性因子分析，进一步精炼项目和检验量表信效度，形成正式量表后进行大样本施测，进一步验证量表的信效度；最终，形成乡村医生组织公平感的正式量表。

第2章 研究设计

2.1 研究目标

本书以山东省为例，综合运用组织行为学、管理学、应用心理学等理论知识，采用定性与定量相结合的研究方法，系统描述乡村医生的工作现状；基于组织公平理论，设计乡村医生组织公平感测量量表；分析乡村医生的组织公平感、离职倾向和工作绩效的现状，明确组织公平感的评价标准和参照对象的选择规律，探讨导致不公平感的关键因素及作用机制；构建乡村医生组织公平感对其离职倾向、工作绩效的作用机制假设模型，并运用结构方程模型进行验证；基于上述研究，结合乡村医生工作特点与新医改的制度设计，提出减少乡村医生不公平感的对策建议。

2.2 研究内容

2.2.1 分析调查地区乡村医生的基本情况

调查分析乡村医生的基本信息，包括基本人口社会学特征，如性别、年龄、执业资格、受教育程度、收入支出等；乡村医生的执业现状，包括教育培训情况、承担的工作任务、职业发展、医疗责任保险及养老保险等制度保障现状和乡村医生的满意度；通过定性访谈了解乡村医生的公平感现状，探讨其利益诉求。

2.2.2 设计乡村医生组织公平感的预测量量表

参考国内外的公平感测量问卷，结合乡村医生的实际，设计我国乡村医生的公平感预测量量表，步骤如下：

首先，通过国内外文献综述、乡村医生个人访谈及小组讨论，进行公平感问卷的理论构建和收集实际的行为信息，设计乡村医生公平感测量问卷初始项目。

其次，为确保问卷的效度，咨询相关的专家对问卷内容及表述的适宜性进行评定、修改和删除，同时为保证问卷的表述能更好地适用于乡村医生，选取了10名乡村医生施测以检验初始问卷的内容及表述是否合理，形成预测问卷。

最后，在问卷设计完成后，实施预调查，选取450名乡村医生进行预调查，对收集上来的调查数据采用SPSS 21.0统计软件进行项目分析、探索性因素分析，探索乡村医生组织公平感的结构，并形成预测量问卷。

2.2.3 测量分析乡村医生的组织公平感现状，锁定产生不公平感的关键因素

对乡村医生进行定量问卷和定性访谈相结合的现场调查，分析乡村医生的组织公平感现状（包括整体公平感和各结构维度公平感），并比较不同维度公平感的差异；分析在不同经济社会文化背景下乡村医生所选择的报酬或投入公平感的评价标准（如报酬指标：收入、晋升机会、假期、制度保障等，投入指标：工作时间、工作量、工作经验和能力等）；综合运用定性定量结合的方法，基于参照群体理论，明确乡村医生进行比较时所选择的参照对象，寻找选择规律并分析参照对象的特征，进一步分析参照对象选择的影响因素（如人口学因素、认知因素、动机因素及环境因素）；基于上述研究，结合个人深入访谈，锁

定导致乡村医生不公平感的关键因素，并分析其作用机制。

2.2.4 验证乡村医生组织公平感对其离职倾向、工作绩效影响机制的假设

结合文献分析，研究提出乡村医生组织公平感对其离职倾向、工作绩效影响机制的假设模型，并通过结构方程模型进行验证，明确组织公平感对离职倾向、工作绩效的作用路径及权重。研究假设如下：

假设1：乡村医生的组织公平感对其离职倾向产生直接影响；

假设2：乡村医生的组织公平感对其工作绩效产生直接影响；

假设3：乡村医生的组织公平感通过其离职倾向间接影响工作绩效。

组织公平感对乡村医生离职倾向、工作绩效的研究假设如图2.1所示。

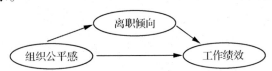

图2.1 组织公平感对乡村医生离职倾向、
工作绩效的研究假设示意图

2.2.5 结合乡村医生的工作特点和新医改的制度设计，提出对策措施

综合运用组织行为学、管理学、应用心理学等理论，基于上述乡村医生组织公平感的调研结果评价和导致不公平感关键因素的研究，综合考虑乡村医生组织公平感对其离职倾向、工作绩效的作用机制，结合乡村医生工作特点与新医改的制度设计，提出消除乡村医生不公平感的对策建议，提高乡村医生的工作积极性和稳定性，以促进乡村医生队伍的稳定发展。

2.3 拟解决的科学问题

2.3.1 设计乡村医生组织公平感的测量量表

乡村医生是我国医疗服务体系的特殊群体,其公平感测量量表的研制在参照国内外组织公平感测量量表的同时,结合乡村医生的实际特点以及新医改政策对乡村医生提出的工作内容、薪酬、制度保障等要求,主要包括设计乡村医生公平感测量问卷的初始项目—形成预测问卷—形成正式测量问卷三个步骤。

2.3.2 评价分析乡村医生的公平感现状

遵循分析乡村医生公平感现状—明确公平感的评价标准—寻找参照对象的选择规律—锁定导致不公平感的关键因素的逻辑思路完成乡村医生公平感现状的评价分析。其中组织公平感的测量包括多个结构维度;参照对象的选择规律研究结合了质的研究,在自然、真实的情境下收集选择参照对象的信息,然后进行归纳提炼,在此基础上再采用问卷或实验的方法进行验证,改变以往只有定量的研究。公平感的评价标准使用定性与定量相结合的方法分析,并对个性特征与所选择的公平感的评价标准进行相关性分析。

2.3.3 乡村医生组织公平感对其离职倾向、工作绩效影响机制的假设模型验证

笔者通过前期课题研究及文献分析发现,乡村医生队伍存在"人员流失严重"和"工作绩效低"两大突出问题。基于此,本研究引入了离职倾向和工作绩效两个核心变量,并提出乡村医生的组织公平感对其工作绩效、离职倾向影响机制的假设模

型，通过结构方程模型验证，明确具体的作用路径和权重，有利于明确不同变量之间的关系以及作用机制，以利于更好地吸引人才，稳定乡村医生队伍，提高工作绩效。

2.4　资料收集方法

2.4.1　文献法

利用Pubmed、Medline、万方数据、维普网、中国知网等数据库，以及中国卫生统计年鉴、中国卫生人力资源报告、卫生部网站、专家咨询和专题小组讨论等方法全面收集分析有关村卫生室运行及乡村医生队伍生存发展等方面的政策。系统梳理以往国内外学者关于组织公平感、工作绩效和离职倾向等相关理论及其关系的研究成果，以及前期相关乡村医生的课题调研结果。

2.4.2　横断面调查

本书的问卷调查分两个阶段，即预调查和正式调查。

（1）预调查：根据文献综述以及专家咨询，对初步设计组织公平感的测量量表进行预调查。调查时间为2014年12月。样本选择：采用多阶段分层随机抽样的方法确定研究对象，在山东省范围内，按照经济发展水平的高、中、低随机抽取6市，每个市按照完全随机方法抽取3个县（市、区），再从抽中的每个县（市、区）按经济发展水平抽取3个乡镇，并在每乡镇随机抽取3所村卫生室，每所村卫生室抽取所有乡村医生，共调查18个县，54个乡镇的162所村卫生室的450名乡村医生。预调查以完善组织公平感测量量表为主要目的，共设计30~40个变量，符合样本量为调查变量的5~10倍的统计学要求。

（2）正式调查：通过预调查的数据分析，修订完善乡村医生组织公平感的测量量表，并进行大规模的正式调查。调查时间为 2015 年 10 月。样本选择：在山东省范围内，采用多阶段分层随机抽样的方法确定研究对象，按照经济社会发展水平的好、中、差水平，在山东省范围内随机抽取 6 个市。按同样的原则在每个地级市抽取 3 个县（市、区），每县（市、区）抽取 3 个乡镇，每个乡镇抽取 20~25 名乡村医生进行调查。正式调查问卷除了乡村医生的人口学变量、组织公平感测量量表外，还设计了影响组织公平感的因素等变量约 50 个，根据样本量为调查变量的 5~10 倍的统计学要求，调查乡村医生 1000 多名。

2.4.3　个人深入访谈

个人深入访谈是一种质性研究，通过基于一种特殊目的的谈话，注重个人感受、生活经验，借助对话理解与解释，获得个人对社会事实的认知。围绕研究内容设计的访谈提纲，对所调查的村卫生室管理者、乡村医生进行个人深入访谈，按信息饱和的原则确定访谈人数。为使问卷的设计更加科学合理，在正式访谈前进行小范围预调查。访谈内容包括村卫生室运行现状、乡村医生的公平感现状及产生不公平感的原因、选择的参照群体、乡村医生的工作稳定性和工作绩效，挖掘新医改背景下乡村医生的利益诉求等。

2.4.4　调查工具

根据研究目标和内容，研究成员经过文献分析、小组讨论及专家咨询等方法，设计完成乡村医生预调查问卷和乡村医生正式调查问卷，以及管理者访谈提纲和乡村医生访谈提纲。预调查问卷包括乡村医生的人口学变量和组织公平感测量内容，正式调查问卷包括乡村医生人口学变量、组织公平感、离职倾向和工作绩效测量内容。其中的调查量表均借鉴国外量表，同时结合我国乡村医生实际进行修订完善，如组织公平感量表借鉴 Niehoff 和 Moorman 设计的量表[93]，工作绩效量表借鉴 Borman 和 Motowidlo 设计的量表[94]，离职倾向量表借鉴 Cammann 设计的量表[95]。量表的每个项目均采用 Likert 五点衡量法，分别赋予每个项目为1~5分，分数越高代表变量得分越高。

2.5　资料分析方法

2.5.1　定量资料

运用SPSS 21.0软件和AMOS 21.0软件整理分析资料，采用内容效度、探索性因子分析和α信度系数法、折半系数进行测量量表的信度、效度检验；采用描述性统计、结构方程模型等，探讨乡村医生的组织公平感、离职倾向和工作绩效的现状以及变量间的影响路径；运行线性回归探讨乡村医生组织公平感影响因素。

2.5.2　定性资料

对收集的定性访谈的资料，主要通过阅读过录文本、编码、属性归类、进行解释等一系列分析步骤，对资料进行解读，探讨乡村医生组织公平感的现状和影响组织公平感的要素内容。

2.6 质量控制

2.6.1 问卷设计阶段

邀请有关专家对设计的调查问卷与访谈提纲进行讨论与修改，并通过预调查，进一步完善调查问卷与访谈提纲。

2.6.2 现场调查阶段

调查前进行调查人员的严格培训，明确调查问卷中各项指标的内涵，统一调查口径。调查过程中通过个人自查和负责人抽查的措施，对调查问卷中有遗漏或不符合逻辑的问题及时更正或者补充，保证问卷的质量。

2.6.3 数据整理阶段

定量资料通过二次录入的方式进行数据库的逻辑校对；定性访谈资料由研究者对所有访谈文本转录进行检查，确保记录准确、完整；在编码过程中认真检查，确保没有遗漏。

2.7 技术路线图

调查技术路线如图2.2所示。

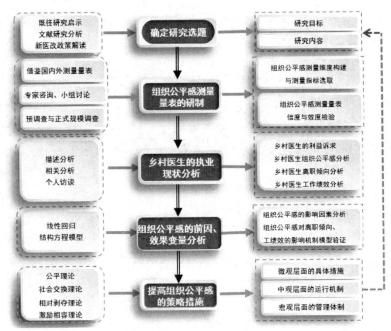

图2.2　技术路线图

第3章 研究结果

3.1 组织公平感测量量表的初步构建

3.1.1 组织公平感测量量表的构建过程及指标

据文献分析及前期相关乡村医生的课题调研启示，借鉴Niehoff和Moorman设计的组织公平感量表[93]，结合中国医疗卫生领域的乡村医生的特定执业环境及职业特点，初步设计了测量乡村医生组织公平感的12个测量项目。其中，结合亚当斯的公平理论，引入了两个指标：一是绝对收入的满意程度，二是相对收入的公平感，即与自己付出（包括责任、风险、工作量）相比较后的公平感。每个项目采用Likert的五点衡量法，分别赋予每个项目为1~5分，分数越高表示组织公平感越高，反之越低。由于项目内容复杂，研究中测量量表中的测量项目用数字表示（表3.1）。

表3.1 测量组织公平感的预设项目

项目	问题及选项
1工作负担	在本卫生室我承担的工作量 ①非常不公平 ②比较不公平 ③一般 ④比较公平 ⑤非常公平

续表

项目	问题及选项
2 医疗风险	我承担的医疗风险责任 ①非常不公平　②比较不公平　③一般　④比较公平 ⑤非常公平
3 付出回报	我感觉我的工作收入与付出是相称的 ①非常不同意　②比较不同意　③一般　④比较同意 ⑤非常同意
4 收入水平	我对目前的工作收入水平 ①非常不满意　②比较不满意　③一般　④比较满意 ⑤非常满意
5 养老保障	我对目前村医的养老保障 ①非常不满意　②比较不满意　③一般　④比较满意 ⑤非常满意
6 听取意见	领导做决策时会听取乡村医生的意见和看法 ①非常不同意　②比较不同意　③一般　④比较同意 ⑤非常同意
7 答复及时	当向上级反映相关问题时,相关部门会给予及时答复 ①非常不同意　②比较不同意　③一般　④比较同意 ⑤非常同意
8 政策执行	相关政策在各村卫生室执行过程 ①非常不公平　②比较不公平　③一般　④比较公平 ⑤非常公平
9 领导尊重	当要制定与我有关的决策时,领导对我的意见 ①非常不尊重　②比较不尊重　③一般　④比较尊重 ⑤非常尊重
10 领导关心	当要制定与我有关的决策时,领导对我的个人需要 ①非常不关心　②比较不关心　③一般　④比较关心 ⑤非常关心

项目	问题及选项
11 领导解释	领导执行任何与我工作有关的决策时都会解释的 ①非常不清楚　②比较不清楚　③一般　④比较清楚 ⑤非常清楚
12 领导态度	领导执行任何与我工作有关决策时态度 ①非常差　②比较差　③一般　④比较好　⑤非常好

3.1.2　组织公平感测量量表的预调查

3.1.2.1　预调查样本的抽取

2014年12月，按照经济发展水平的好、中、差选取山东省6个市，每个市按照经济发展水平选取3个县（市、区），每个县（市、区）选取3个乡镇，每个乡镇选取3所村卫生室，共对山东省18个县，54个乡镇的162所村卫生室的450名乡村医生进行预调查。由经过统一培训的调查员现场发放问卷，被调查者知情同意后自填问卷，现场核实收回，并对不清楚的问题进行现场解释。共发放450份问卷，回收430份，其中有效问卷414份，有效回收率为96.2%。

3.1.2.2　预调查样本的基本信息

参加调研的414名乡村医生，男性居多，占比72.6%，女性占比27.4%；平均年龄46岁，其中年龄最大的乡村医生为74岁，60岁以上的占12.0%，40岁以下的占39.1%；14.4%的乡村医生具有执业（助理）医师资格，84.4%的乡村医生具有乡村医生执业证；乡村医生的平均工作年限为25年，工作最长时间达54年；乡村医生的学历以中专（高中）占多数（67.6%），本科及以上的仅占1.0%；专业背景中，全科医学占比最高（34.4%），其次是西医临床医学（31.0%）和中西医结合（23.2%）（表3.2）。

表3.2 乡村医生的基本情况调查结果

项目	类别	比例(%)	项目	类别	比例(%)
性别	男	72.6	婚姻状况	未婚	1.2
	女	27.4		已婚	96.6
年龄	30岁及以下	3.9		离婚	1.0
	31~40岁	35.2		丧偶	1.2
	41~50岁	30.1	最高学历	初中及以下	8.7
	51~60岁	18.8		中专(高中)	67.6
	60岁以上	12.0		大专	22.6
执业资格	无	1.2		本科及以上	1.0
	执业助理医师	7.8	专业背景	预防医学	2.7
	执业医师	6.6		西医临床医学	31.0
	乡医执业证	84.4		中医学	4.1
工作年限	≤10年	7.6		中药学	0.2
	11~20年	39.0		西药学	2.0
	21~30年	24.6		中西医结合	23.2
	31~40年	16.1		全科医学	34.4
	40年以上	12.7		其他	2.4

3.1.3 组织公平感测量项目的描述性分析

乡村医生组织公平感的得分一般统计信息见表3.3。克莱恩认为,当偏度绝对值小于3、峰度绝对值小于10时,样本基本上服从正态分布。由表3.3可以看出,12个项目的偏度绝对值均小于3,峰度绝对值均小于10,说明该资料服从正态分布。10个项目的平均得分为1.45~3.70分,没有得分畸高或畸低的项目,

10个项目的难度系数均在0.6左右（难度系数=得分平均值/项目满分），说明难度适宜。

表3.3 乡村医生组织公平感的描述统计量（N=414）

项目	极小值（分）	极大值（分）	均值（分）	标准误差	偏度		峰度		难度系数
					统计量	标准误差	统计量	标准误差	
1	1.00	5.00	3.33	0.90	−0.63	0.12	0.54	0.24	0.67
2	1.00	5.00	2.45	1.15	0.14	0.12	−1.02	0.24	0.49
3	1.00	5.00	1.95	1.01	0.82	0.12	−0.04	0.24	0.39
4	1.00	5.00	1.85	0.96	1.00	0.12	0.46	0.24	0.37
5	1.00	5.00	1.45	0.82	1.98	0.12	3.73	0.24	0.29
6	1.00	5.00	3.28	1.10	−0.29	0.12	−0.44	0.24	0.66
7	1.00	5.00	3.14	1.06	−0.24	0.12	−0.14	0.25	0.63
8	1.00	5.00	3.18	1.04	−0.38	0.12	−0.04	0.24	0.64
9	1.00	5.00	3.40	0.88	−0.42	0.12	0.72	0.24	0.68
10	1.00	5.00	3.44	0.92	−0.50	0.12	0.72	0.24	0.69
11	1.00	5.00	3.52	0.90	−0.37	0.12	0.49	0.24	0.70
12	1.00	5.00	3.70	0.89	−0.58	0.12	0.72	0.24	0.74

3.1.4 组织公平感测量量表的信度和效度分析

3.1.4.1 组织公平感测量量表的信度分析

首先，对组织公平感预设的12个测量项目进行第一次信度分析，得出Cronbach's α 值是0.885，继续对12个测量项目进行删除该项目后信度变化进行研究发现，如果删除项目1工作负担和项目2医疗风险后，测量量表的信度会提高，删掉该项目后进行第二次信度分析，得出信度系数为0.896（表3.4~表3.6）。

表3.4　第一次项目的信度分析结果

Cronbach's α值	基于标准化项的Cronbach's α值	项数
0.881	0.885	12

表3.5　项目删除后信度系数变化情况

项目	项已删除的刻度均值	项已删除的刻度方差	校正的项总计相关性	多相关性的平方	项已删除的Cronbach's α值
1	31.3210	54.463	0.287	0.144	0.887
2	32.1777	51.460	0.395	0.248	0.884
3	32.6684	49.759	0.591	0.612	0.871
4	32.7586	50.785	0.537	0.612	0.874
5	33.1671	53.379	0.425	0.360	0.880
6	31.3422	49.811	0.516	0.377	0.876
7	31.4881	49.256	0.588	0.399	0.871
8	31.4403	47.816	0.700	0.552	0.864
9	31.2069	48.909	0.767	0.765	0.862
10	31.1857	48.434	0.763	0.785	0.862
11	31.1114	48.817	0.765	0.768	0.862
12	30.9310	49.719	0.701	0.664	0.866

表3.6　删掉项目后的第二次信度分析

Cronbach's α值	基于标准化项的Cronbach's α值	项数
0.893	0.896	10

其次，继续对保留的10个测量项目进行删除该项目后信度变化分析，发现如果删掉项目5后，调研量表的信度提高，删掉这些项目后进行第三次信度分析，信度系数为0.901，然后进行信度分析，发现剩余的9个因子如果删掉都不能使得信度系数提高，保留该9个项目，删除后量表信度系数是0.901（详见表3.7~表3.9）。

表3.7 项目删除后信度系数变化情况

项目	项已删除的刻度均值	项已删除的刻度方差	校正的项总计相关性	多相关性的平方	项已删除的Cronbach's α值
3	26.8984	39.653	0.550	0.571	0.889
4	26.9974	40.332	0.525	0.600	0.890
5	27.4010	42.737	0.403	0.350	0.896
6	25.5599	39.041	0.532	0.348	0.891
7	25.7109	38.932	0.576	0.379	0.887
8	25.6719	37.474	0.703	0.552	0.878
9	25.4427	38.106	0.800	0.771	0.872
10	25.4193	37.638	0.800	0.791	0.872
11	25.3464	37.976	0.802	0.774	0.872
12	25.1693	38.867	0.724	0.669	0.877

表3.8 可靠性统计量

Cronbach's α值	基于标准化项的Cronbach's α值	项数
0.896	0.901	9

表3.9　项目删除后信度系数变化情况

项目	项已删除的刻度均值	项已删除的刻度方差	校正的项总计相关性	多相关性的平方	项已删除的Cronbach's α值
3	25.4689	35.403	0.515	0.566	0.896
4	25.5674	36.179	0.475	0.540	0.898
6	24.1347	34.382	0.537	0.342	0.896
7	24.2798	34.150	0.592	0.376	0.890
8	24.2435	32.870	0.713	0.552	0.880
9	24.0181	33.478	0.813	0.763	0.874
10	23.9896	32.966	0.816	0.789	0.872
11	23.9171	33.318	0.815	0.773	0.873
12	23.7383	34.147	0.738	0.669	0.879

3.1.4.2　组织公平感测量量表的效度分析

对测量量表的9个项目进行探索性因子分析其结构效度，KMO=0.887，Bartlett's球形检验 X^2 =2328.357，df=36，$p < 0.001$，证明变量间的相关性很强，根据Kaiser的建议，适宜进行因子分析（表3.10）。

表3.10　KMO和Bartlett的检验

检验方法	变量	数值
Kaiser-Meyer-Olkin 检验	KMO	0.887
Bartlett 的球形度检验	近似卡方	2328.357
	df	36
	Sig.	0.0000

因子分析结果：采用主成分分析法提取因子，并进行方差最大化旋转，旋转3次后得到收敛因子，抽取两个特征值大于1的因子，累计解释总方差的71.438%，各项目的最大因子负荷均符合大于0.50的要求，结果见表3.11和表3.12。图3.1的因子分析碎石图显示，从第三个因子之后，曲线的坡度变缓，说明提取两个公因子是合适的。根据各测量项目的内容，命名两个公因子分别为组织公平感中的分配公平因子和程序公平因子。

表3.11 测量项目解释的总方差

项目	初始特征值			提取平方和载入			旋转平方和载入		
	合计	方差(%)	累积(%)	合计	方差(%)	累积(%)	合计	方差(%)	累积(%)
1	5.145	57.162	57.162	5.145	57.162	57.162	4.498	49.978	49.978
2	1.285	14.276	71.438	1.285	14.276	71.438	1.931	21.460	71.438
3	0.684	7.599	79.037						
4	0.599	6.655	85.693						
5	0.398	4.426	90.119						
6	0.299	3.328	93.447						
7	0.267	2.965	96.411						
8	0.178	1.980	98.391						
9	0.145	1.609	100.000						

表3.12 公因子旋转成分矩阵

项目	公因子1(程序公平)	公因子2(分配公平)
11 领导解释	0.884*	0.202
10 领导关心	0.878*	0.219
9 领导尊重	0.867*	0.226
12 领导态度	0.844*	0.146
8 政策执行	0.735*	0.297
6 听取意见	0.673*	0.048

续表

项目	公因子1(程序公平)	公因子2(分配公平)
7 答复及时	0.638*	0.222
4 收入水平	0.178	0.907**
3 付出回报	0.220	0.899**

*：反映程序公平因子的项目；

**：反映分配公平因子的项目。

注：提取方法为主成分分析法，旋转法为具有 Kaiser 标准化的正交旋转法。旋转在3次迭代后收敛。

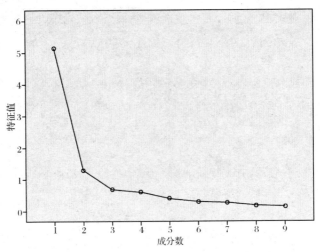

图3.1　乡村医生组织公平感因子分析碎石图

3.1.5　预调查后形成的组织公平感量表

通过预调查发现，原先预调查中没有设计的"我工作中遇到问题时向上级反映的渠道是否通畅"的测量项目，是乡村医生普遍反应的问题。经过向多个专家咨询，多数专家指出了该项目是组织公平感测量非常必要的内容。鉴于该项目对组织公平感的重要性，因此在组织公平感测量量表的设计中又添加了该项目，共形成10个测量项目，用于正式调查（表3.13）。

表 3.13 组织公平感预调查后构建的测量项目

项目	问题及选项
1 付出回报	我认为我的工作收入与付出是相称的 ①非常不同意 ②比较不同意 ③一般 ④比较同意 ⑤非常同意
2 收入水平	我对目前的工作收入水平 ①非常不满意 ②比较不满意 ③一般 ④比较满意 ⑤非常满意
3 听取意见	领导做决策时会听取乡村医生的意见和看法 ①非常不同意 ②比较不同意 ③一般 ④比较同意 ⑤非常同意
4 反映渠道	我工作中遇到问题时向上级反映的渠道 ①非常不通畅 ②比较不通畅 ③一般 ④比较通畅 ⑤非常通畅
5 答复及时	当向上级反映相关问题时,相关部门会给予及时答复 ①非常不同意 ②比较不同意 ③一般 ④比较同意 ⑤非常同意
6 政策执行	相关政策在各村卫生室执行的过程 ①非常不公平 ②比较不公平 ③一般 ④比较公平 ⑤非常公平
7 领导尊重	当要做出与我有关的决策时,领导对我的意见 ①非常不尊重 ②比较不尊重 ③一般 ④比较尊重 ⑤非常尊重
8 领导关心	当要做出与我有关的决策时,领导对我的个人需要 ①非常不关心 ②比较不关心 ③一般 ④比较关心 ⑤非常关心
9 政策解释	领导执行与我工作有关的决策时,他们都会解释的 ①非常不清楚 ②比较不清楚 ③一般 ④比较清楚 ⑤非常清楚
10 领导态度	领导执行与我工作有关的决策时,他们的态度 ①非常差 ②比较差 ③一般 ④比较好 ⑤非常好

3.2 组织公平感测量量表的最终版本

3.2.1 正式调查样本的抽取

2015年10月，采用多阶段分层随机抽样的方法确定研究对象，按照经济社会发展水平的好、中、差，抽取了山东省6个市，按照同样的原则在每个市抽取3个县（市、区），每县（市、区）抽取3个乡镇，每个乡镇随机抽取10~15个村卫生室的20~25名乡村医生。共对6个市、18个县、54个乡镇的1018名乡村医生进行了大规模的正式调查。由经过统一培训的调查员现场发放问卷，被调查者知情同意后自填问卷，现场核实收回，并对不清楚的问题进行现场解释。这次调查共发放问卷1100份，回收有效问卷1018份，有效回收率为92.5%。

3.2.2 正式调查样本的基本信息

共调查1018名乡村医生，见表3.14，其中以男性居多（67.3%），女性较少（32.7%）；婚姻情况以已婚为主，占95.5%；最高学历中，中专（高中）学历占比最高，为76.1%，本科及以上者仅占0.6%；年龄在41岁以上者占57.0%，平均年龄为（44.93 ± 10.80）岁。执业资格为乡村医生执业证者占82.4%，执业助理医师与执业医师仅占14.5%。从事乡村医生的方式以半农半医为主，占48.0%，工作年限集中在11~20年，占41.1%，工作年限41年以上者占14.2%；每周工作时间在78小时以上者占61.1%。

2014年，乡村医生家庭年均人收入为35751.98元，其中乡村医生的个人年收入占家庭收入比例均值为52.4%，乡村医生工作年收入占个人年收入的比例均值为67.8%。诊疗收入是乡村医生主要的收入来源，占比60.8%，其次为公共卫生补助，占比30.2%。乡村医生认为他们合理的年均收入应在4.34~5.98万元。

表3.14 调查乡村医生的基本情况（N=1018）

项目	类别	比例(%)	项目	类别	比例(%)
性别	男	67.3	从事村医方式	脱产	20.0
	女	32.7		医主农辅	28.5
年龄	30岁及以下	5.1		半农半医	48.0
	31~40岁	37.9		农主医辅	3.2
	41~50岁	30.0		其他	0.3
	51岁及以上	27.0	执业资格	无	2.5
婚姻状况	未婚	2.2		执业助理医师	7.1
	已婚	95.5		执业医师	7.4
	离婚	1.1		乡村医生执业证	82.4
	丧偶	1.3		其他	0.7
最高学历	初中及以下	6.3	工作年限	≤10年	10.0
	中专(高中)	76.1		11~20年	41.1
	大专	16.9		21~30年	21.5
	本科及以上	0.6		31~40年	13.2
每周工作时间	≤35小时	3.3		≥41年	14.2
	36~49小时	2.4	工作角色	负责人	52.7
	50~63小时	13.7		普通乡村医生	47.3
	64~77小时	19.6			
	≥78小时	61.1			

3.2.3 组织公平感测量量表的效度、信度分析

3.2.3.1 组织公平感测量量表的效度分析

（1）内容效度。内容效度反映量表实际测量到的内容与所要测量内容之间的吻合程度。本研究将项目水平的内容效度指数（I-CVI）和量表水平的内容效度指数（S-CVI）作为内容效度的量化指标，CVI取值0~1，值越高，说明内容效度越好。由5位相关领域专家对量表项目和相关内容关联性进行评价（选项4等级评分，1=不相关，2=弱相关，3=较强相关，4=强相关），结果显示I-CVI为1（评分是3或4的专家除以总人数），S-CVI为1（所有专家均评为3或4的项目数除以总项目数）。

（2）结构效度。采用探索性因子分析评价量表的结构效度，经过KMO检验和Bartlett's球形检验，KMO=0.911，Bartlett's球形检验X^2=6384.812，df=45，$p < 0.001$，证明变量间的相关性很强，根据Kaiser建议，适宜做因子分析。对测量量表进行探索性因子分析，采用主成分分析法提取公因子，并进行方差最大化旋转，旋转3次后得到收敛的因子机构，抽取两个特征值大于1的因子，累计解释总方差的70.317%，各项目的最大因子负荷均符合大于0.50的要求。图3.2的因子分析碎石图显示，从第3个因子之后，曲线的坡度变缓，说明提取两个公因子是合适的。根据各测量项目的内容，命名两个公因子分别为组织公平感中的分配公平因子和程序公平因子（表3.15~表3.17，图3.2）。

表3.15　KMO和Bartlett的检验

检验方法	变量	数值
Kaiser-Meyer-Olkin 检验	KMO	0.911
Bartlett 的球形度检验	近似卡方	6384.812
	df	45
	Sig.	0.000

表 3.16 测量项目解释的总方差

项目	初始特征值			提取平方和载入			旋转平方和载入		
	合计	方差(%)	累积(%)	合计	方差(%)	累积(%)	合计	方差(%)	累积(%)
1	5.759	57.593	57.593	5.759	57.593	57.593	5.039	50.386	50.386
2	1.272	12.724	70.317	1.272	12.724	70.317	1.993	19.931	70.317
3	0.637	6.370	76.687						
4	0.495	4.949	81.636						
5	0.394	3.938	85.573						
6	0.383	3.831	89.404						
7	0.298	2.979	92.383						
8	0.287	2.871	95.253						
9	0.249	2.487	97.740						
10	0.226	2.260	100.00						

表 3.17 测量项目旋转成份矩阵

项目	公因子1(程序公平)	公因子2(分配公平)
7 领导尊重	0.841*	0.155
8 领导关心	0.828*	0.174
9 政策解释	0.826*	0.145
10 领导态度	0.804*	0.148
4 反映渠道	0.789*	0.179
5 答复及时	0.762*	0.292
3 听取意见	0.723*	0.253
6 政策执行	0.703*	0.282
2 收入水平	0.178	0.917**
1 付出回报	0.254	0.892**

*：反映程序公平因子的项目；

**：反映分配公平因子的项目。

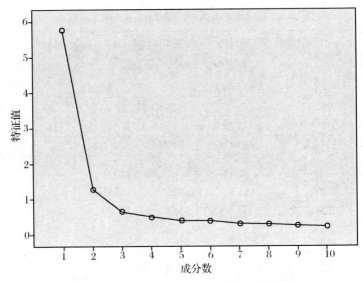

图3.2　乡村医生组织公平感因子分析碎石图

3.2.3.2　组织公平感测量量表的信度分析

采用Cronbach's α值和折半信度系数检验组织公平感测量量表的信度，判断结果的一致性。结果显示，组织公平感10个测量项目的Cronbach's α值是0.916，如果继续对10个测量项目进行删除该项目后的信度变化发现，如果删掉10项中的任何项目，量表信度将会降低，故保留10个测量项目。其中分配公平和程序公平两的Cronbach's α值分别0.850和0.924。组织公平感10个测量项目的折半信度系数是0.772，其中分配公平和程序公平的折半信度系数分别0.743和0.783，说明运用的组织公平感测量量表具有较好的信度（表3.18、3.19）。

表3.18　组织公平感测量量表信度分析

Cronbach's α值	基于标准化项的 Cronbach's α值	项数
0.913	0.916	10

表3.19 项目删除后信度系数变化情况

项目	项已删除的刻度均值	项已删除的刻度方差	校正的项总计相关性	多相关性的平方	项已删除的Cronbach's α 值
1	29.1285	45.187	0.545	0.592	0.913
2	29.3446	46.920	0.489	0.561	0.915
3	28.1863	43.488	0.695	0.511	0.903
4	27.9920	43.184	0.722	0.598	0.901
5	28.0657	43.220	0.756	0.610	0.899
6	28.1076	44.930	0.687	0.499	0.903
7	27.8914	44.948	0.760	0.659	0.900
8	27.8994	44.605	0.756	0.654	0.900
9	27.7480	44.733	0.739	0.641	0.901
10	27.6036	45.241	0.717	0.609	0.902

3.2.4 组织公平感的测量量表分析

通过上述对乡村医生组织公平感测量量表的效度和信度检验，得出本研究研制的乡村医生组织公平感测量量表具有较好的效度和信度。乡村医生组织公平感的正式测量量表包含10个项目，划分为分配公平和程序公平两个维度，其中，分配公平维度包括：1付出回报、2收入水平两个项目；程序公平维度包括：3听取意见、4反映渠道、5答复及时、6政策执行、7领导尊重、8领导关心、9政策解释和10领导态度8个项目。详细项目以及具体的问题选项见表3.13。

3.3   乡村医生组织公平感调查结果分析

3.3.1   乡村医生组织公平感测量项目分布

对1018名乡村医生的组织公平感现状进行分析，组织公平感中程序公平维度（PJ1~PJ8），领导态度好的比例最高（62.08%），其次是政策解释（58.45%）；而分配公平维度（DJ1~DJ2），付出回报的公平性及收入水平皆低，认可程度分别为14.93%和8.15%（表3.20）。

表3.20   组织公平感测量项目分布 N 及其占比

测量项目	非常 不同意	比较 不同意	一般	比较同意	非常同意
付出回报DJ1	350 （34.38%）	313 （28.19%）	229 （22.50%）	128 （12.57%）	24 （2.36%）
收入水平DJ2	408 （40.08%）	313 （30.75%）	214 （21.02%）	73 （7.17%）	10 （0.98%）
听取意见PJ1	98 （9.63%）	149 （14.64%）	366 （35.95%）	313 （30.75%）	92 （9.04%）
反映渠道PJ2	76 （7.47%）	123 （12.08%）	326 （32.02%）	369 （36.25%）	124 （12.18%）
答复及时PJ3	77 （7.56%）	106 （10.41%）	412 （40.47%）	317 （31.14%）	106 （10.41%）
政策执行PJ4	60 （5.89%）	123 （12.08%）	425 （41.75%）	346 （33.99%）	64 （6.29%）
领导尊重PJ5	37 （3.63%）	62 （6.09%）	422 （41.45%）	409 （40.18%）	88 （8.64%）

续表

测量项目	非常不同意	比较不同意	一般	比较同意	非常同意
领导关心 PJ6	44 (4.32%)	69 (6.78%)	396 (38.90%)	419 (41.16%)	90 (8.84%)
政策解释 PJ7	32 (3.14%)	71 (6.97%)	320 (31.43%)	463 (45.48%)	132 (12.97%)
领导态度 PJ8	21 (2.06%)	287 (4.03%)	324 (31.83%)	437 (42.93%)	195 (19.16%)

注：为方便分配公平与离职倾向、工作绩效关系分析，对每个项目命名，"付出回报"写为DJ1（即分配公平项目1），"听取意见"写为PJ1（即程序公平项目1），依此类推。

3.3.2 乡村医生组织公平感的各项目得分

乡村医生的组织公平感10个项目的平均得分在1.98~3.73分之间，其中执行政策时，领导态度的项目得分最高，收入满意度的项目得分最低，另外，收入付出相称的项目得分较低。从乡村医生的组织公平感得分可以看出，乡村医生的分配公平感得分较低，程序公平感得分处于中等以上水平（表3.21）。

表3.21 乡村医生组织公平感的描述统计量（N=1018）

项目	极小值（分）	极大值（分）	均值（分）	标准差
付出回报 DJ1	1.00	5.00	2.20	1.11
收入水平 DJ2	1.00	5.00	1.98	0.99
听取意见 PJ1	1.00	5.00	3.15	1.08
反映渠道 PJ2	1.00	5.00	3.34	1.08
答复及时 PJ3	1.00	5.00	3.26	1.03

续表

项目	极小值(分)	极大值(分)	均值(分)	标准差
政策执行 PJ4	1.00	5.00	3.23	0.95
领导尊重 PJ5	1.00	5.00	3.44	0.87
领导关心 PJ6	1.00	5.00	3.43	0.91
政策解释 PJ7	1.00	5.00	3.58	0.91
领导态度 PJ8	1.00	5.00	3.73	0.89

3.3.3　乡村医生组织公平感的总体得分水平及分布

将组织公平感10个项目得分加总后除以项目数，得到乡村医生组织公平感得分，根据量表项目描述和计分办法，规定得分[1，2）为组织公平感极低，得分［2，3）为组织公平感较低，得分［3，4）为组织公平感中等，[4，5）组织公平感高，乡村医生的组织公平感的总体得分均值为3.13。有6.97%的医生处于极低的组织公平感状态，37.75%的处于较低的组织公平感状态，45.42%的表现为中等组织公平感状态，仅有9.86%的表现为较高的公平感状态。同样的方法计算各维度，乡村医生的分配公平感的平均得分为2.09分，比较低，其中分配公平感极低的占61.02%，较低的占25.49%，仅有1.28%的分配公平感较高。程序公平均值高于分配公平，得分为3.39分，其中程序公平感极低的占5.48%，较低的占28.49%，18.03%的程序公平感较高（表3.22）。

表3.22　公平感的各维度得分水平及分布

项目	均值 ± 标准差	极低	较低	中等	较高
		人数(%)	人数(%)	人数(%)	人数(%)
总组织公平感	3.13±0.74	71 (6.97)	384 (37.75)	462 (45.42)	100 (9.86)

项目	均值±标准差	极低 人数(%)	较低 人数(%)	中等 人数(%)	较高 人数(%)
分配公平感	2.09±0.98	621 (61.02)	259 (25.49)	124 (12.20)	13 (1.28)
程序公平感	3.39±0.80	56 (5.48)	290 (28.49)	489 (48.01)	184 (18.03)

3.3.4 乡村医生组织公平感的影响因素分析

选取性别、年龄、工作年限、学历、执业资格、工作量、医疗风险责任、工作时间、工作压力、医疗设施满足需求、药品满足需求、参加培训机会、政策支持职业发展、薪酬发放的及时性、薪酬发放的到位程度、薪酬发放的合理性、绩效考核机制、养老保障满意度、基本药物的补助、公共卫生服务的补助、一般诊疗收入、工作环境、执业风险等作为自变量，以组织公平感得分、分配公平感得分和程序公平感得分分别为因变量进行线性回归分析，结果如下：

乡村医生组织公平感的影响因素是绩效考核机制、薪酬发放及时、养老保障满意度、公共卫生服务的补助、政策支持职业发展、薪酬工资发放方式、参加培训机会、年龄、医疗风险责任、工作量、工作环境、药品供给、薪酬发放到位。差异具有统计学意义（$p < 0.05$），各变量无多重共线性（VIF < 10）（表3.23）。

表3.23 乡村医生组织公平感的影响因素分析

变量	标准系数	标准误差	t	Sig.	容差	VIF
（常量）	1.158	0.126	9.164	0.000	—	—
绩效考核机制	0.179	0.020	6.497	0.000	0.500	2.001

续表

变量	标准系数	标准误差	t	Sig.	容差	VIF
薪酬工资发放方式	0.156	0.020	5.265	0.000	0.433	2.311
养老保障	0.141	0.018	6.129	0.000	0.710	1.409
薪酬发放及时性	0.124	0.020	4.097	0.000	0.410	2.438
公共卫生服务补助	0.123	0.017	4.945	0.000	0.611	1.637
政策支持职业发展	0.123	0.016	5.258	0.000	0.692	1.444
参加培训机会	0.105	0.016	5.013	0.000	0.863	1.158
薪酬发放到位	0.090	0.022	2.690	0.007	0.336	2.980
工作环境	0.070	0.017	3.136	0.002	0.757	1.321
医疗风险责任	0.069	0.014	3.156	0.002	0.787	1.271
药品供给	0.066	0.017	2.854	0.004	0.712	1.405
工作量安排	−0.068	0.019	−3.283	0.001	0.888	1.126
年　龄	−0.095	0.001	−4.806	0.000	0.966	1.036

　　乡村医生分配公平感的影响因素是养老保障、公共卫生服务补助、一般诊疗收入、工作压力、基本药物补助水平、薪酬工资发放合理、药品满足工作需要、参加培训机会。差异具有统计学意义（$p < 0.05$），各变量无多重共线性（VIF < 10）（表3.24）。

表3.24　乡村医生分配公平感的影响因素分析

变量	标准系数	标准误差	t	Sig.	容差	VIF
（常量）	—	0.093	−4.377	0.000	—	—
养老保障	0.310	0.028	11.788	0.000	0.667	1.500
公卫服务补助水平	0.171	0.027	5.712	0.000	0.514	1.947

续表

变量	标准系数	标准误差	t	Sig.	容差	VIF
一般诊疗收入	0.155	0.027	5.691	0.000	0.618	1.619
工作压力	0.122	0.028	5.065	0.000	0.795	1.259
基本药物补助水平	0.132	0.027	4.387	0.000	0.508	1.967
薪酬工资发放合理	0.100	0.022	4.146	0.000	0.788	1.269
药品满足工作需要	0.083	0.025	3.275	0.001	0.721	1.388
参加培训机会	0.048	0.024	2.073	0.038	0.866	1.154
工作量安排	−0.068	0.019	−3.283	0.001	1.126	0.888
年龄	−0.095	0.001	−4.806	0.000	1.036	0.966

乡村医生程序公平感的影响因素是绩效考核机制、薪酬按时发放、政策支持职业发展、薪酬发放合理、参加培训机会、工作年限、公共卫生服务的补助水平、医疗风险责任、医疗工作量、薪酬足额发放、工作环境、养老保障满意度。差异具有统计学意义（$p < 0.05$），各变量无多重共线性（VIF < 10）（表3.25）。

表3.25 乡村医生程序公平感的影响因素分析

变量	标准系数	标准误差	t	Sig.	容差	VIF
（常量）	—	9.844	9.844	0.000	—	—
绩效考核机制	0.203	6.633	6.633	0.000	0.504	1.985
薪酬按时发放	0.130	3.814	3.814	0.000	0.410	2.437
政策支持职业发展	0.138	5.315	5.315	0.000	0.703	1.423

续表

变量	标准系数	标准误差	t	Sig.	容差	VIF
薪酬发放合理	0.170	5.121	5.121	0.000	0.433	2.311
参加培训机会	0.112	4.826	4.826	0.000	0.875	1.143
工作年限	−0.117	−5.272	−5.272	0.000	0.967	1.035
公卫服务补助水平	0.070	2.545	2.545	0.011	0.619	1.615
医疗风险责任	0.067	2.750	2.750	0.006	0.796	1.256
医疗工作量	−0.065	−2.803	−2.803	0.005	0.894	1.118
薪酬足额发放	0.109	2.904	2.904	0.004	0.335	2.981
工作环境	0.070	2.813	2.813	0.005	0.757	1.321
养老保障满意度	0.055	2.142	2.142	0.032	0.732	1.367

3.4 乡村医生工作绩效调查结果分析

3.4.1 工作绩效的测量项目

工作绩效量表借鉴 Borman 和 Motowidlo（1997）设计的量表[94]，包含11个测量项目，量表的每个项目均采用Likert五点衡量法，并赋值非常不符合1到非常符合5分别为1~5分，分数越高代表变量得分越高（表3.26）。

表3.26　工作绩效的测量项目

项目	问题及选项
1 完成岗位要求	我会完成乡村医生岗位要求的工作 ①非常不符合　②比较不符合　③一般　④比较符合 ⑤非常符合

续表

项目	问题及选项
2 完成上级 要求	我能按上级要求完成工作 ①非常不符合 ②比较不符合 ③一般 ④比较符合 ⑤非常符合
3 很好安排 时间	我能很好的安排工作时间 ①非常不符合 ②比较不符合 ③一般 ④比较符合 ⑤非常符合
4 按时完成 工作	我会在规定时间内完成工作 ①非常不符合 ②比较不符合 ③一般 ④比较符合 ⑤非常符合
5 工作追求 上进	工作中我追求上进,能够努力提升自我,如:积极学习新知识、技术 ①非常不符合 ②比较不符合 ③一般 ④比较符合 ⑤非常符合
6 工作有责 任感	我具有工作责任感,对我所从事的工作具有认真负责的态度 ①非常不符合 ②比较不符合 ③一般 ④比较符合 ⑤非常符合
7 重视每项 工作	我重视村医各项工作的完成质量,对于每项工作都会认真细致完成 ①非常不符合 ②比较不符合 ③一般 ④比较符合 ⑤非常符合
8 能够顾全 大局	工作中我能顾全大局,能从卫生室、同事、患者的角度多方考虑问题 ①非常不符合 ②比较不符合 ③一般 ④比较符合 ⑤非常符合
9 大家合作 愉快	在我的影响下,同卫生室的乡村医生分工明确、合作愉快,大家能够共同提高 ①非常不符合 ②比较不符合 ③一般 ④比较符合 ⑤非常符合

项目	问题及选项
10 沟通交流很好	我能够很好的与上级、同行、同事、患者等进行沟通交流 ①非常不符合　②比较不符合　③一般　④比较符合 ⑤非常符合
11 关系处理很好	我社交能力强,与领导、同行、患者关系好 ①非常不符合　②比较不符合　③一般　④比较符合 ⑤非常符合

3.4.2　工作绩效测量量表的效度分析

（1）内容效度。内容效度反映量表实际测到的内容与所要测量内容之间的吻合程度。本研究将项目水平的内容效度指数（I-CVI）和量表水平的内容效度指数（S-CVI）作为内容效度的量化指标，CVI取值0~1，值越高，说明内容效度越好。由5位相关领域专家对量表项目和相关内容关联性进行评价（选项4等级评分，1=不相关，2=弱相关，3=较强相关，4=强相关），结果显示I-CVI为1（评分是3或4的专家除以总人数），S-CVI为1（所有专家均评为3或4的项目数除以总项目数）。

（2）结构效度。采用探索性因子分析评价工作绩效量表的结构效度，对11个项目进行探索性因子分析显示，KMO=0.823，Bartlett's球形检验 X^2=3282.496，df=55，$p<0.001$，证明变量间的相关性很强，根据Kaiser建议，适宜因子分析。采用主成分分析法提取因子，并进行方差最大化旋转，旋转3次后得到的收敛因子机构，抽取3个特征值大于1的因子，累计解释总方差的61.081%，各项目的最大因子负荷均符合大于0.50的要求，结果见表3.27、表3.28。图3.3乡村医生工作绩效

因子分析碎石图显示，从第3和第4个因子之后，曲线的坡度变缓，说明提取3个公因子是合适的。根据各测量项目的内容，命名3个公因子分别为工作绩效的任务绩效、工作奉献和人际促进（表3.28）。

表3.27 测量项目解释的总方差

项目	初始特征值			提取平方和载入			旋转平方和载入		
	合计	方差(%)	累积(%)	合计	方差(%)	累积(%)	合计	方差(%)	累积(%)
1	3.910	35.544	35.544	3.910	35.544	35.544	2.496	22.691	22.691
2	1.655	15.047	50.590	1.655	15.047	50.590	2.251	20.466	43.157
3	1.154	10.491	61.081	1.154	10.491	61.081	1.972	17.924	61.081
4	0.747	6.787	67.868						
5	0.713	6.485	74.353						
6	0.593	5.389	79.742						
7	0.562	5.112	84.853						
8	0.502	4.562	89.415						
9	0.437	3.971	93.386						
10	0.425	3.865	97.251						
11	0.302	2.749	100.000						

表3.28 测量项目旋转成份矩阵

项目	公因子1（任务绩效）	公因子2（关系绩效）	公因子3（工作奉献）
4 按时完成工作	0.807*	0.150	0.137
2 完成上级要求	0.804*	0.097	0.229
1 完成岗位要求	0.767*	0.034	0.152
3 很好安排时间	0.702*	0.169	0.023

续表

项目	公因子1 （任务绩效）	公因子2 （关系绩效）	公因子3 （工作奉献）
11 关系处理很好	0.099	0.778**	0.020
10 沟通交流很好	0.144	0.751**	0.189
9 大家合作愉快	0.075	0.731**	0.157
8 能够顾全大局	0.139	0.630**	0.327
6 工作有责任感	0.115	0.182	0.825***
7 重视每项工作	0.165	0.208	0.740***
5 工作追求上进	0.147	0.117	0.693***

*：任务绩效因子；

**：关系绩效因子；

***：工作奉献因子。

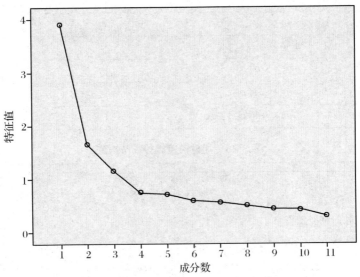

图3.3 乡村医生工作绩效因子分析碎石图

3.4.3 工作绩效测量量表的信度分析

采用Cronbach's α值和折半信度系数检验工作绩效测量量表的信度，判断结果的一致性。结果显示，工作绩效11个测量项目的Cronbach's α值是0.817，继续对11个测量项目进行删除该项目后信度变化发现，如果删掉11项中的任何项目测量量表的信度将会降低，所以保留11个测量项目。其中任务绩效、工作奉献和人际促进的Cronbach's α值分别0.792、0.70和0.62。工作绩效11个测量项目的折半信度系数是0.829，其中任务绩效、工作奉献和人际促进的折半信度系数分别0.714、0.66和0.70，说明工作绩效的测量量表具有较好的信度（表3.29、表3.30）。

表3.29 工作绩效测量量表信度分析

Cronbach's α值	基于标准化项的 Cronbach's α值	项数
0.813	0.817	11

表3.30 项目删除后信度系数变化情况

项目	项已删除的刻度均值	项已删除的刻度方差	校正的项总计相关性	多相关性的平方	项已删除的 Cronbach's α值
1	40.5667	22.659	0.454	0.429	0.800
2	40.4821	22.282	0.565	0.542	0.790
3	40.9044	22.103	0.430	0.327	0.804
4	40.5956	21.908	0.550	0.493	0.790
5	40.4313	23.033	0.412	0.241	0.804
6	40.2510	23.062	0.495	0.399	0.797
7	40.3088	22.957	0.494	0.355	0.797
8	40.4651	22.710	0.510	0.338	0.795
9	40.6723	22.490	0.440	0.297	0.802

项目	项已删除的刻度均值	项已删除的刻度方差	校正的项总计相关性	多相关性的平方	项已删除的Cronbach's α值
10	40.8805	22.682	0.414	0.293	0.804
11	40.6574	22.515	0.517	0.376	0.794

3.4.4 乡村医生工作绩效的描述分析

3.4.4.1 工作绩效量表测量项目分布

乡村医生工作绩效测量量表包含11个测量项目及任务绩效（TP1-TP4）、人际促进（IF1-IF3）和工作奉献（JD1-JD3）3个维度。任务绩效中，能够按照上级要求完成工作的比例最高（84.38%）；人际促进中，工作中能够顾全大局比例的最高（84.28%）；工作奉献中，工作有责任感的比例最高（91.26%）（表3.31）。

表3.31　工作绩效测量项目分布 N 及其占比

测量项目	非常不同意	比较不同意	一般	比较同意	非常同意
完成岗位要求TP1	9 （0.88%）	23 （2.26%）	182 （17.88%）	492 （48.33%）	312 （30.65%）
完成上级要求TP2	5 （0.4%）	19 （1.87%）	135 （13.26%）	532 （52.26%）	327 （32.12%）
很好安排时间TP3	31 （3.05%）	64 （6.29%）	265 （26.03%）	466 （45.78%）	192 （18.86%）
按时完成工作TP4	13 （1.28%）	32 （3.14%）	154 （15.13%）	535 （52.55%）	284 （27.90%）
能够顾全大局IF1	4 （0.39%）	15 （1.47%）	141 （13.85%）	518 （50.88%）	340 （33.40%）

续表

测量项目	非常 不同意	比较 不同意	一般	比较同意	非常同意
大家合作愉快IF2	17 （1.67%）	30 （2.95%）	214 （21.02%）	483 （47.45%）	274 （26.92%）
沟通交流很好IF3	7 （0.69%）	16 （1.57%）	222 （21.81%）	535 （52.55%）	238 （23.38%）
关系处理很好IF4	14 （1.38%）	36 （3.54%）	351 （34.48%）	416 （40.86%）	201 （9.74%）
工作追求上进JD1	6 （0.59%）	27 （2.65%）	125 （12.28%）	463 （45.48%）	397 （39.00%）
工作有责任感JD2	3 （0.29%）	11 （1.08%）	75 （7.37%）	448 （44.01%）	481 （47.25%）
重视每项工作JD3	3 （0.29%）	15 （1.47%）	87 （8.55%）	470 （46.17%）	443 （43.52%）

注：为方便分配公平与离职倾向、工作绩效关系分析，对工作绩效每1个项目命名，如"完成岗位要求"写为TP1（即任务绩效项目1），"能够顾全大局"写为IF1（即关系绩效项目1），"工作追求上进"写为JD1（即工作奉献项目1），依此类推。

3.4.4.2　乡村医生工作绩效的各项目得分

乡村医生工作绩效11个项目的平均得分为3.74~4.37分，其中"具有很强的工作责任感""对我所从事的工作具有认真负责的态度"的项目得分最高，对于"我能很好的安排工作时间"的项目得分最低，此外，"我的社交能力强""与领导、同行、患者关系好"的项目得分较低。乡村医生的工作绩效得分可以看出，通过主观评价的工作绩效中工作奉献维度的得分最高，其次是任务绩效，得分最低的是人际促进（表3.32）。

表3.32　乡村医生工作绩效的描述统计量（N=1018）

项目	极小值	极大值	均值	标准差
完成岗位要求TP1	1	5	4.05	0.81
完成上级要求TP2	1	5	4.14	0.75
很好安排时间TP3	1	5	3.72	0.95
按时完成工作TP4	1	5	4.03	0.82
能够顾全大局IF1	1	5	4.16	0.74
大家合作愉快IF2	1	5	3.95	0.86
沟通交流很好IF3	1	5	3.96	0.76
关系处理很好IF4	1	5	3.74	0.86
工作追求上进JD1	1	5	4.19	0.80
工作有责任感JD2	1	5	4.37	0.69
重视每项工作JD3	1	5	4.31	0.71

3.4.4.3　乡村医生工作绩效的总体得分水平及分布

将工作绩效10个项目得分加总后除以项目数，得到乡村医生工作绩效得分，根据量表项目描述和计分办法，规定得分[1，2）为工作绩效极低，得分［2，3）为工作绩效较低，得分[3，4）为工作绩效中等，[4，5）工作绩效高、乡村医生的工作绩效均值为4.06分，有2.09%处于较低状态，50.70%的处于较高状态，从工作绩效的三个维度分析，人际促进均值最低（3.93分），其次是任务绩效（4.05分），工作奉献最高（4.29分），任务绩效有10.95%的处于较低状态，人际促进有9.18%处于较低状态（表3.33）。

表3.33 乡村医生工作绩效的整体水平及分布

项目	均值±标准差	极低 人数(%)	较低 人数(%)	中等 人数(%)	较高 人数(%)
总工作绩效	4.06±0.47	0(0.00)	21(2.09)	481(47.21)	516(50.70)
任务绩效	4.05±0.47	12(1.18)	99(9.77)	536(52.62)	371(36.43)
工作奉献	4.29±0.58	4(0.39)	34(3.36)	386(37.91)	594(58.34)
人际促进	3.93±0.59	4(0.39)	89(8.79)	579(56.86)	346(33.96)

3.5 乡村医生离职倾向调查结果分析

3.5.1 离职倾向测量项目

离职倾向量表借鉴Cammann（1979）设计的量表[95]，包含3个测量项目，量表的每项项目均采用Likert五点衡量法，并赋值非常不同意到非常同意分别为1~5分，分数越高代表变量得分越高（表3.34）。

表3.34 离职倾向的测量项目

测量项目	问题及选项
1 经常想离开	我经常想离开所在的村卫生室 ①非常不同意 ②比较不同意 ③一般 ④比较同意 ⑤非常同意
2 经常想换工作	最近,我经常想换一下工作,不做村医了 ①非常不同意 ②比较不同意 ③一般 ④比较同意 ⑤非常同意
3 可能找新工作	明年我很有可能会找一份新工作 ①非常不同意 ②比较不同意 ③一般 ④比较同意 ⑤非常同意

3.5.2　离职倾向测量量表的效度分析

（1）内容效度。内容效度反映量表实际测到的内容与所要测量内容之间的吻合程度。本研究将项目水平的内容效度指数（I-CVI）和量表水平的内容效度指数（S-CVI）作为内容效度的量化指标，CVI取值0~1，值越高，说明内容效度越好。由5位相关领域专家对量表项目和相关内容关联性进行评价（选项4等级评分，1=不相关，2=弱相关，3=较强相关，4=强相关），结果显示I-CVI为1（评分是3或4的专家除以总人数），S-CVI为1（所有专家均评为3或4的项目数除以总项目数）。

（2）结构效度。对离职倾向3个项目进行探索性因子分析其结构效度，KMO=0.697，Bartlett's球形检验 X^2=1380.369，df=3，$p < 0.001$，证明变量间的相关性很强，根据Kaiser的建议，适宜进行因子分析。采用主成分分析法提取因子，抽取1个特征值大于1的因子，累计解释总方差的76.844%，各项目的最大因子负荷均符合大于0.50的要求，结果见表3.35和表3.36，图3.4的离职倾向因子分析碎石图显示，从第二个因子之后，曲线坡度变缓，说明提取1个公因子是合适的。根据各测量项目的内容，命名该公因子为离职倾向。

表3.35　测量项目解释的总方差

项目	初始特征值			提取平方和载入		
	合计	方差（%）	累积（%）	合计	方差（%）	累积（%）
1	2.305	76.844	76.844	2.305	76.844	76.844
2	0.447	14.892	91.736			
3	0.248	8.264	100.000			

表3.36 公因子成分矩阵

项目	公因子1（离职倾向）
2 经常想换工作	0.916
3 可能找新工作	0.872
1 经常想离开	0.841

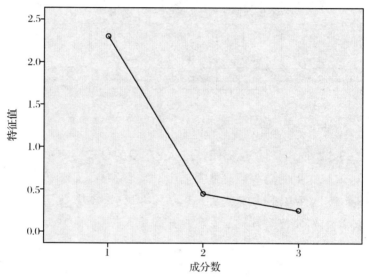

图3.4 离职倾向因子分析碎石图

3.5.3 离职倾向测量量表的信度分析

对离职倾向的3个项目进行信度分析，得出Cronbach's α 值是0.849，继续对3个测量项目进行删除该项目后信度变化发现，删掉任何项目后，调研量表的信度将降低，因此该三个项目均保留（表3.37、表3.38）。

表3.37　可靠性统计量

Cronbach's α 值	基于标准化项的Cronbach's α 值	项数
0.849	0.849	3

表3.38　项目删除后信度系数变化情况

项目	项已删除的刻度均值	项已删除的刻度方差值	校正的项总计相关性	多相关性的平方	项已删除的Cronbach's α 值
1	5.5404	5.348	0.660	0.454	0.843
2	5.3343	4.564	0.790	0.628	0.718
3	5.7051	5.178	0.709	0.542	0.798

3.5.4　乡村医生离职倾向的调查结果分析

3.5.4.1　乡村医生离职倾向测量项目的分布

乡村医生的离职倾向量表包含3个测量项目（TI1~TI3），其中同意想换工作的占35.86%，明年可能会找新工作的占22.99%，经常想离开村卫生室的占26.04%（表3.39）。

表3.39　离职倾向测量项目分布 N 及其占比

测量项目	非常不同意	比较不同意	一般	比较同意	非常同意
经常想离开TI1	201 （19.74%）	214 （21.02%）	338 （33.20%）	172 （16.90%）	93 （9.14%）
经常想换工作TI2	174 （17.09%）	200 （19.65%）	279 （27.41%）	229 （22.50%）	136 （13.36%）
可能找新工作TI3	237 （23.28%）	255 （25.05%）	292 （28.68%）	161 （15.82%）	73 （7.17%）

注：为方便分配公平与离职倾向、工作绩效关系分析，对离职倾向每1个项目命名，如"经常想离开"写为TI1（即离职倾向项目1），"经常想换工作"写为TI2（即离职倾向项目2），依此类推。

3.5.4.2 乡村医生离职倾向测量项目的得分

乡村医生离职倾向3个项目的平均得分为2.58~2.96分,其中"经常想换工作"项目得分最高,其次是"经常想离开村卫生室"的项目,得分最低的"明年可能找到一份新工作"(表3.40)。

表3.40 乡村医生离职倾向的描述统计量(*N*=1018)

项目	极小值(分)	极大值(分)	均值(分)	标准差(分)
经常想离开TI1	1.00	5.00	2.75	0.04
经常想换工作TI2	1.00	5.00	2.96	0.04
可能找新工作TI3	1.00	5.00	2.58	0.04

3.5.4.3 乡村医生离职倾向的总体得分水平及分布

将离职倾向3个项目得分加总后除以项目数,得到乡村医生离职倾向得分,根据量表项目描述和计分办法,规定得分[1,2)为离职倾向极低,得分[2,3)为离职倾向较低,得分[3,4)为离职倾向中等,[4,5)离职倾向高,乡村医生的离职倾向的总体得分均值为2.77。有31.36%的医生处于极低的离职倾向状态,33.83%处于较低的离职倾向状态,25.35%的表现中等离职倾向的状态,9.47%的表现为较高的离职倾向状态(表3.41)。

表3.41 乡村医生离职倾向的整体水平及分布

项目	均值±标准差	极低 人数(%)	较低 人数(%)	中等 人数(%)	较高 人数(%)
离职倾向	2.77±1.08	319 (31.36%)	344 (33.83%)	258 (25.35%)	96 (9.47%)

3.6 组织公平感与离职倾向、工作绩效关系分析

3.6.1 组织公平感对离职倾向、工作绩效影响的假设验证

对组织公平感、离职倾向、工作绩效的关系，基于前期文献阅读，进行下列假设并通过结构方程进行验证与修正，假设及修正结果如下。

假设1：乡村医生的组织公平感（分配公平和程序公平）负向影响离职倾向；

假设2：乡村医生的组织公平感（分配公平和程序公平）正向影响工作绩效（任务绩效、工作奉献和人际促进）；

假设3：乡村医生的分配公平感（分配公平和程序公平）通过离职倾向影响工作绩效（任务绩效、工作奉献和人际促进）。

结构方程初始模型见图3.5。

初始模型分析发现，假设模型中程序公平对工作奉献、分配公平对人际促进、分配公平对任务绩效的路径系数偏小，无统计学意义，故删除。进一步分析发现分配公平对工作奉献的路径系数偏小，故删除。经过对模型的反复修正和拟合后，采用GFI、RMR、NFI、PNFI等绝对适配指数和相对适配指数等指标对模型的适配度进行检验。通过对初始模型的分析，根据相关修正指标增加了误差变量e26-e27、e25-e26、e25-e27、e21-e26、e16-e1、e9-e10的共变关系，修正前后模型见表3.42、图3.6所示。

3.6.2 模型变量效应分解

通过结构方程分析可知，组织公平感的两个维度即分配公

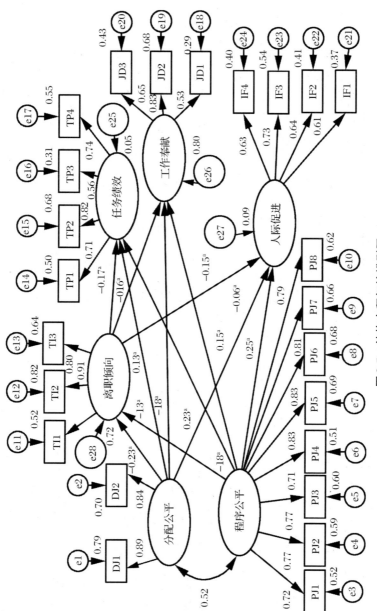

图 3.5 结构方程初始模型图

表 3.42　SEM模型修正前后适配度评价指标

模型	绝对适配度			增值适配度					简约适配度		
	GFI	AGFI	RMR	NFI	RFI	IFI	TLI	CFI	CN	PNFI	CAIC
参考值	>0.90	>0.90	<0.05	>0.90	>0.90	>0.90	>0.90	>0.90	>200	>0.50	理论模型值<独立模型值；型值目<饱和模型值
初始模型	0.903	0.879	0.055	0.897	0.882	0.916	0.903	0.916	249	0.780	1680.216<11887.053；1680.216<2377.679
修正模型	0.941	0.925	0.049	0.937	0.927	0.949	0.949	0.956	401	0.808	1232.137<11887.053；1232.137<2377.679

注：GFI-适配度指数；AGFI-调整后适配度指数；RMR-均方根残差；NFI-规准适配指数；RFI-相对适配指标；IFI-增量适配指数；TLI-非规范适配指数；CFI-良适性适配指数；CN-临界样本数；PNFI-简约调整规准适配指数；PNFI-简约调整规准适配指数；CAIC-调整后 Akaike 讯息校标

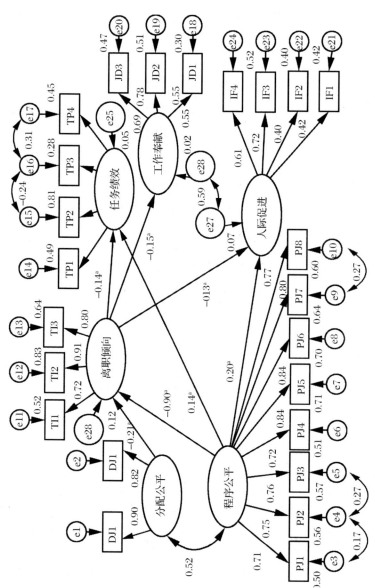

图3.6 结构方程修正模型图

平和程序公平分别对离职倾向产生直接负向影响，影响系数为-0.216和-0.187，分配公平通过离职倾向间接影响工作绩效，对任务绩效、人际促进和工作奉献的间接效应分别为0.028，0.027和0.031。程序公平对工作绩效中的任务绩效总效应为0.143，其中直接效应为0.119，通过离职倾向的间接效应是0.024，对人际促进的总效应是0.223，直接效应是0.200，间接效应是0.023，对工作奉献通过离职倾向具有间接效应，为0.026（表3.43）。

表3.43　模型各变量间效应分解表*

内生变量	外源变量	直接效应		间接效应		总效应
		路径	系数	路径	系数	
离职倾向（B1）	分配公平（A1）	A1-B1	-0.216	—	—	-0.216
任务绩效（B2）	分配公平（A1）	—	—	A1-B1-B2	0.028	0.028
人际促进（B3）	分配公平（A1）	—	—	A1-B1-B3	0.027	0.027
工作奉献（B4）	分配公平（A1）	—	—	A1-B1-B4	0.031	0.031
离职倾向（B1）	程序公平（A2）	A2-B1	-0.187	—	—	-0.187
任务绩效（B2）	程序公平（A2）	A2-B2	0.119	A1-B1-B2	0.024	0.143
人际促进（B3）	程序公平（A2）	A2-B3	0.200	A2-B2-B3	0.023	0.223
工作奉献（B4）	程序公平（A2）	—	—	A2-B2-A4	0.026	0.026

*为标准化结果。

3.7 乡村医生执业调查结果分析

3.7.1 乡村医生收入调查结果分析

乡村医生的收入来源包括公共卫生服务补助、一般诊疗收入和基本药物补助三部分，由于各地区的经济状况以及管理者的管理方式、管理理念等不同，不同地区在这三方面补偿方式上也有所不同，见表3.44。

表3.44 乡村医生收入来源与补偿方式

收入来源	补偿方式
公共卫生服务补助	1)48%×经费(乡村医生主要承担公共卫生服务的) 2)按照实际工作量(乡镇卫生院下设点)
基本药物补助	1)购进基本药物的总费用×15% 2)每名村医每月补助500元钱 3)购买村医的企业职工养老保险 4)服务人口×8元/月 5)没有发放基本药物补助(经济贫穷的地区) 6)提高基本药物补助的标准(经济富裕地区)
一般诊疗收入	1)按照疗程收取诊疗费(3~5天1疗程) 2)按照门诊处方费用收取诊疗费 3)服务方式(静脉注射6元,肌肉注射4元,购药2元)

调查数据显示，60.8%的乡村医生认为诊疗收入是其主要收入来源。2014年乡村医生的人年均收入约12701元，与大部分乡村医生的期望收入（43448元~59849元）差距较大，乡村医生个人年收入占家庭收入比例约为52.4%，乡村医生年工作收入占其个人年收入的比例约为67.8%。乡村医生收入满意度较低，其中，对基本药物补助非常不满意和比较不满意者分别占26.9%

和22.5%；公共卫生补助不满意者占44.6%；一般诊疗收入水平不满意者占54.5%（图3.7）。

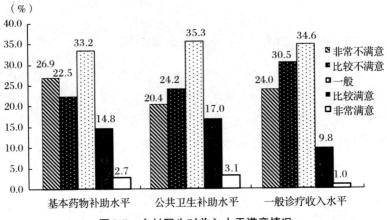

图3.7　乡村医生对收入水平满意情况

薪酬工资能够按时发放方面，17.7%的乡村医生持不同意的态度。在薪酬工资能够足额发放方面，33.5%的乡村医生比较同意。在薪酬工资的发放方式合理方面，33.9%的乡村医生表示比较同意（图3.8）

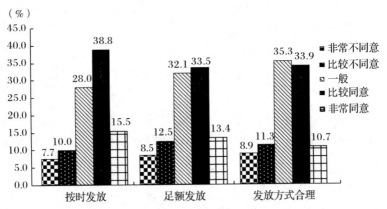

图3.8　乡村医生对薪酬工资发放认同情况

"与当地乡镇卫生院医生相比，我的收入是否公平"的问题应答，34.8%的乡村医生认为非常不公平，28.7%的乡村医生认为比较不公平，认为公平的乡村医生比例仅占7.4%，认为一般的乡村医生占比为29.0%。当地乡镇卫生院医生往往是乡村医生在薪酬待遇比较时主要参照对象（图3.9）。

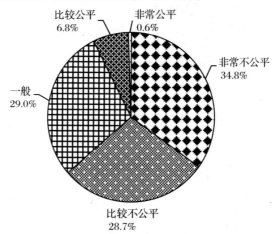

图3.9 与当地乡镇卫生院医生收入比较

"与本村村民的收入水平比较，我的收入"的问题应答，39.30%的乡村医生认为远低于本村村民，37.3%的乡村医生认为稍低于本村村民，认为持平的乡村医生占18.7%，但认为高于本村村民的乡村医生仅占5.1%。本村居民也是乡村医生薪酬待遇进行比较的主要参照对象（图3.10）。

另外，调研的多数地区，由于政府的财政资金并未给村卫生室拨付专项的运营经费，村卫生室运营所需的房屋租金、水电费、取暖费、耗材费用以及各类检查费用等等往往由乡村医生个人负担，乡村医生的负担较重。相关政策在确定乡村医生补助时，仅仅考虑了乡村医生个人的生活需要，并未将村卫生室的运营成本考虑在内。各类运营成本中负担最大的是村卫生

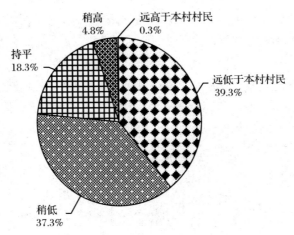

图3.10　与本村居民收入比较

室办公地点的房屋租金和水电取暖费，另外，还有打印耗材费、消毒检测费、医疗垃圾处理费等也加重了村卫生室的运营成本。

　　"目前所在村卫生室的水电暖等开支由谁承担"的问题应答中，个人承担所占的比例最大，为85.7%，其次是乡镇卫生院占比7.5%，另外，村集体承担所占的比例为4.7%，其他承担者占比为2.10%（图3.11）。

　　调研的问题"目前所在的村卫生室的房屋租金由谁承担"，主要是由村医个人承担，占46.5%，其次是村集体，占35.4%，另外，乡镇卫生院承担的占8.2%，其他承担者占9.8%（图3.12）。

　　调研的问题"我的家人对我的工作态度"，持支持态度的乡村医生占多数，为54.5%，持一般态度的乡村医生占24.50%，不支持的乡村医生占21.1%（图3.13）。

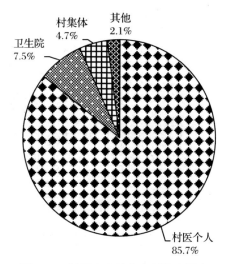

图3.11 村卫生室的水电暖的支付者

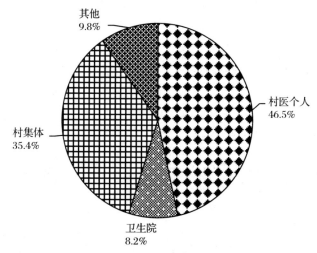

图3.12 村卫生室的房屋租金的支付者

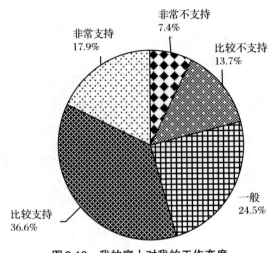

图3.13 我的家人对我的工作态度

3.7.2 乡村医生工作调查结果分析

调研显示，乡村医生的工作量大、工作时间长，每周平均工作时间约85.12小时，在医疗服务方面，乡村医生每月人均接诊429.49人次；在基本公共卫生服务方面，人均负责745人。对基本公共卫生工作量以及医疗工作量表示不满者分别占25.7%和23.1%。66.9%的乡村医生认为工作压力大，41.2%的乡村医生认为其工作时间过长（表3.45）。

表3.45 乡村医生对工作不同方面的评价及其占比

单位：%

项目	评价				
工作压力	非常大 (26.4)	比较大 (40.5)	一般 (28.4)	比较小 (4.2)	非常小 (0.5)
工作时间过长	非常不同意 (14.5)	比较不同意 (15.3)	一般 (29.0)	比较同意 (24.1)	非常同意 (17.1)

续表

项目	评价				
医疗 工作量	非常不满意 （7.9）	比较不满意 （15.2）	一般 （43.2）	比较满意 （30.7）	非常满意 （3.1）
公共卫生 工作量	非常不满意 （8.2）	比较不满意 （17.5）	一般 （42.1）	比较满意 （28.6）	非常满意 （3.6）

"我在医疗工作中遇到的最大困难"的问题应答中，乡村医生提出，医疗风险大占比最高，为36.6%，其次是工作量大，占比21.8%，另外依次为药品种类少（14.1%）、自身技术水平受限（12.5%）、诊疗费报销额度少（10.8%）和患者难沟通（3.6%）。（图3.14）

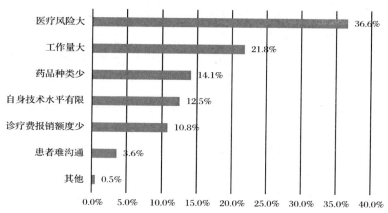

图3.14 乡村医生在医疗工作中遇到的最大困难

"我在公共卫生工作中遇到的最大困难"的问题应答中，乡村医生提出，考核标准变化快占比最高，为31.2%，其次是工作量大，占比24.2%，另外依次为村民不配合（22.3%）、村民不易联系（11.7%）、自身能力水平限制（9.3%）和其他（1.2%）（图3.15）。

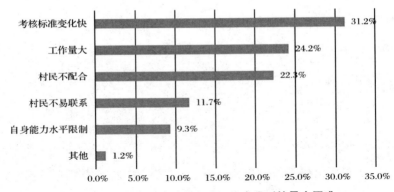

图3.15　乡村医生在公共卫生工作中遇到的最大困难

　　乡村医生对工作条件评价的问题应答中，多数乡村医生对医疗设施条件能够满足工作需要持不同的态度，其中非常不同意与比较不同意的乡村医生分别占9.9%和14.7%，持一般态度的乡村医生占50.8%，非常同意和比较同意的乡村医生分别占2.4%和22.2%；对基础设施条件能够满足期望持不同的态度，其中非常不同意和比较不同意的乡村医生分别占7.3%和18.0%，52.4%的乡村医生持一般态度，分别有20.3%和2.1%的乡村医生持比较同意和非常同意的态度；对药品种类能够满足工作需要的态度中，13.8%的乡村医生持同意态度，35.6%的乡村医生认为一般，而50.7%的乡村医生却认为不能满足（图3.16）。

　　"总的来说我对工作的满意度"的问题应答，37.4%的乡村医生持满意态度，40.2%的乡村医生持一般满意态度，非常不满意和比较不满意的乡村医生分别占5.4%和16.9%（图3.17）。

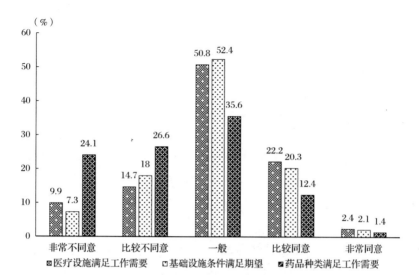

图3.16　乡村医生对工作条件评价

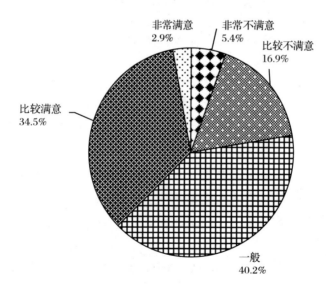

图3.17　乡村医生的工作满意度

3.7.3　乡村医生的养老调查结果分析

调查显示，54.9%的乡村医生参加了新型农村养老保险（以下简称"新农保"），仍有17.2%的乡村医生没有参加任何养老保险。而参加养老保险的乡村医生中，88.2%的是由个人支付养老费用，仅有1.0%的乡村医生由乡镇卫生院支付养老费用。62.4%的受访乡村医生对其养老保障情况表示非常不满意，21.8%的表示比较不满意，表示满意者仅占5.5%。（图3.18）

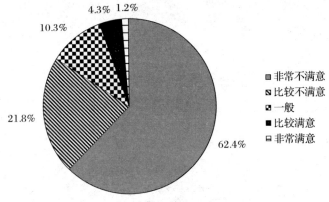

图3.18　乡村医生养老保障满意情况

2014年山东省卫生和计划生育委员会、财政厅、人力资源和社会保障厅联合下发了《关于解决老年乡村医生生活补助问题的实施意见》的文件，要求妥善解决老年乡村医生的生活补助问题。山东省各县市随即均转发了该文件，并开始了关于乡村医生身份和补助年限的认证工作，与之相关的文件共收集10份。乡村医生身份认证的要求为：现为山东省户籍，中华人民共和国成立后至2011年6月30日已进入或曾在山东省境内村卫生室连续从事乡村医生工作1年或以上者。自2015年1月1日起，年满60周岁且离开村卫生室岗位的乡村医生，可根据补助年限，按每满一年每月20元的补助标准领取生活补助。

3.7.4 乡村医生执业风险调查结果分析

调查结果显示，63.3%的乡村医生认为执业风险非常高，63.7%的乡村医生非常担心出现医疗纠纷。52.9%的乡村医生认为遇到医疗纠纷时，乡村医生的合法权益不能受到保护，见表3.46。虽少数地区通过不同方式购买了乡村医生的医疗责任保险，但整体上山东省乡村医生责任保险机制仍未建立。

表3.46 乡村医生执业风险

单位：%

项目	非常不同意	比较不同意	一般	比较同意	非常同意
执业风险高	1.8	1.8	4.0	29.1	63.3
担心出现医疗纠纷	8.8	3.0	8.5	16.0	63.7
合法权益得到保护	36.7	16.2	19.8	11.6	15.7

3.7.5 乡村医生的绩效考核机制调查结果分析

调查结果显示，对乡村医生的绩效考核机制分别有34.6%和12.1%的乡村医生表示比较满意和比较不满意，表示非常不满意和非常满意的乡村医生基本持衡，分别占7.4%和7.5%，如图3.19所示。

山东省对乡村医生的绩效考核形式主要包括三种，一是仅对基本公共卫生服务进行绩效考核，二是分别对基本公共卫生服务和基本医疗进行绩效考核，三是将基本公共卫生服务与基本医疗共同考核。

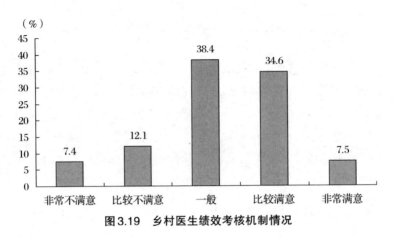

图3.19   乡村医生绩效考核机制情况

（1）仅对基本公共卫生服务进行绩效考核地区。将村卫生室基本公共卫生服务经费的部分比例用于绩效考核，按照考核的最终得分对各村卫生室进行分配。例如，某乡镇公共卫生绩效考核方式包括三部分，一是卫生院按照各村卫生室实际管理的重点人群服务人口数，每人每月列支2.5元作为基本公共卫生工作补助，其中省补项目脑卒中、冠心病、重性精神病基本达到指标数后不再增加；二是将乡村医生每人每月在基本公共卫生补助内1元/份，作为其辖区内档案管理人数和管理人群电子/纸质档案合格率的经济考核标准；三是绩效收入的50%按照基本公共卫生分数考核。考核分数在80分及以上的村卫生室，公共卫生工作补助、档案补助及50%绩效收入全部发放；考核分数为70~79分村卫生室，三项均分别乘以考核分数发放；考核分数在50~69分的村卫生室，无公共卫生工作补助，档案补助按重点人群和新建档案不合格人数扣除，50%绩效工资乘以得分发放；考核成绩50分以下者，三部分均不予发放。另外考核方面有相应的奖惩措施，在卫生院的考核中，得分第一名的村卫生室奖励300元，得分第二名卫生室奖励100元；在上级卫生主管部门的考核中，年平均90分以上村卫生室省级给予1200元奖励，市级予以1000元奖励，区级给予500元奖励，被考核村卫生室在每次上级卫生主管部门考核中成绩95分以上者奖200元，90分以上者奖100元，80~85分每人扣100元，75~80分每人扣200元，75分以下50%绩效全部扣除。

（2）对基本公共卫生服务和基本医疗进行绩效考核的地区。绩效内容除了将基本公共卫生经费的部分比例按绩效发放外，基本药物补助经费也有相应的绩效考核措施。例如，某乡镇基本药物补助（A）的分配分两部分考核，其中40%按各村卫生室从乡镇卫生院中心药库的提货总量来计算；剩余60%按各村卫生室上交镇城乡医保办参保群众发生的医药费用来计算。具体计算方式为：药品供应部分绩效补助（B）=基本药物补助×40%×（某村卫生室全年药品使用量÷全镇村卫生室全年药品供应量总计）；医药费部分绩效补助（C）=基本药物补助×60%×（某村卫生室全年上交镇城乡医保办医药总费用÷全镇村卫生室全年上交镇城乡医保办医药费用总计）；乡村医生应享受的基本药物补助绩效部分为$B+C$。

（3）对基本公共卫生与基本医疗共同考核方式的地区。例如，某市的绩效分配制度，分为基础性绩效工资和奖励性绩效工资两部分，其中基础性绩效工资包括基础工资和公共卫生服务绩效工资。基础性绩效工资依据医疗质量、公共卫生服务及群众满意度对乡村医生进行考核，公共卫生服务绩效工资按照当年度各村核定的服务人数从人均基本公共卫生服务经费中按照40%的比例进行考核，最终依据考核结果对卫生室进行分配。各项绩效工资的计算公式分别为：村卫生室基础工资=（工资总额-公卫经费-基本药物补助）×30%×（卫生室村医数÷村医总数）；公共卫生服务绩效工资=村参合人数×10；奖励性绩效工资=（工资总额-基础工资-公卫经费-基药补助）÷12×（卫生室本月诊疗人次÷本月总诊疗人次）；基本药物补助方式为按照每服务1000人口补助1名乡村医生，年人均补助3000元的标准予以补助。以上考核结果总成绩90分及以上者，全额拨付；80~90分，予以拨付70%；60~80分，拨付50%；60分以下即为不合格，不予发放。对于奖励性绩效工资，另通过诊疗费和药品费对其进行调控，根据当月报表，确定总诊疗费和药品费在总收入中的比例，再确定各村卫生室诊疗费和药品费在总收入中的比例，对比村卫生室比例和总比例，上下浮动10%的正常拨付奖励性工资；诊疗费低于均值10%以上者，奖励性工资部分补至均值10%的水平；诊疗费高于均值10%以上的村卫生室，奖励性工资部分扣至高于均值10%的水平，超出部分不予拨付。具体公式为：扣除工资=村卫生室奖励性绩效工资总额×［卫生室诊疗费比例−（总诊疗费比例+10%）］；补偿工资=村卫生室奖励性绩效工资总额×［卫生室药品费比例−（总药品费比例+10%）］。

3.7.6　乡村医生的培养培训调查结果分析

如图3.20所示，50.4%的乡村医生认为其工作自主权一般，39.9%和25.0%的乡村医生认为参加培训的机会一般和比较少。多数乡村医生认为个人的进修机会少，占83.7%。由此可知乡村医生的进修和培训机会相对较少，参加培训的乡村医生在对培训费用的承担方面普遍认为不太合理，持此观点者占60.1%。

调研的问题"您认为乡村医生培训费用的承担方式"，9.1%的乡村医生认为非常不合理，13.7%的乡村医生认为比较不合理，认为合理的乡村医生比例为39.9%，认为一般的乡村医生占比37.3%（图3.21）。

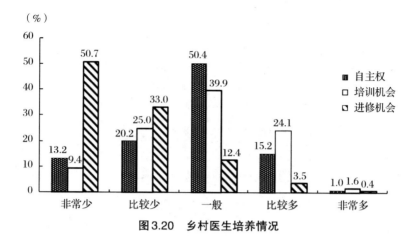

图 3.20　乡村医生培养情况

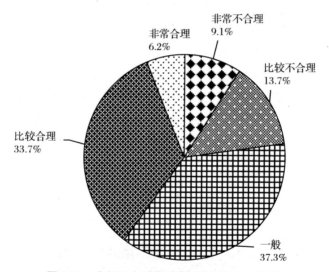

图 3.21　乡村医生对培训费用的承担方式评价

调研的问题"您的职称晋升途径是否通畅", 39.7% 的乡村医生认为非常不合理, 17.0% 的乡村医生认为比较不合理, 认为合理的乡村医生占 9.9%, 认为一般的乡村医生占 33.4% (图 3.22)。

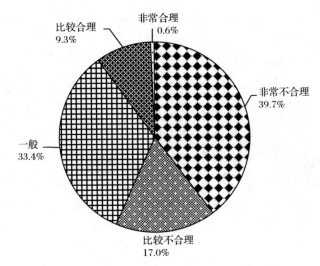

图3.22   乡村医生的职称晋升途径

"当地政策环境是否支持您的职业发展"的问题应答，6.0%的乡村医生认为非常支持，35.4%的乡村医生认为比较支持，33.7%的乡村医生认为不确定，认为不支持的乡村医生占24.9%（图3.23）。

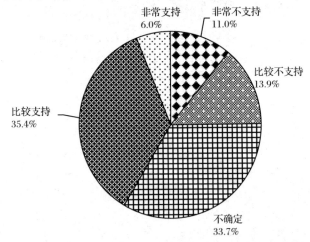

图3.23   当地政策环境对乡村医生职业发展支持度

3.8 个人访谈（摘录）

为了解乡村医生工作现状与存在的问题，为乡村医生队伍建设提出对策建议，选择了部分乡村医生、管理者等进行访谈，现将摘录的部分访谈内容汇总如下：

访谈1：被访谈对象基本信息：A，女，45岁，村卫生室管理者。

问：请您从乡村医生管理者的视角谈一下乡村医生工作现状如何？

答：1) 乡村医生作为一个比较特殊的群体，一直服务于基层的群众，是为老百姓办实事的，乡亲们对他们还是比较信任的，他们的关系很紧密！……**（由于地理位置的优势，乡村医生与居民形成了自然密切的关系）**

2) 目前乡村医生存在的问题主要以下几个方面：

一是乡村医生的待遇问题，为什么政府不给乡村医生编制呢？目前乡村医生无固定编制，无养老保险，无医疗保险待遇，影响着乡村医生的工作积极性和稳定性！……**（对身份、养老保险和医疗保险保障的利益诉求）**

二是目前的村卫生室虽然规模都不大，但是也有大大小小的花费和开支，例如目前村卫生室的水电费、处方单、打印纸以及圆珠笔等文具都是乡村医生自己垫付……**（乡村医生承担村卫生室的运营经费增加其经济负担）**

三是药物零差价政策实施后，减少了乡村医生在药品上的收入，加上目前诊疗费用比较低，即使加上国家对乡村医生的补贴，所有这些收入也无法保障乡村医生的生活质量。还有药品在当地统一采购，当然大医院也是无利润，他们的积极性也不可能高，缺药的现象是常有的，导致老百姓买不到需要的药，会影响老百姓看病难、看病贵的问题。当然，如果村卫生室没药就容易导致病号的流失，进一步影响了我们的收入……（**基本药物政策执行中药品供给不足，政府补偿不足**）

四是基本公共卫生均等化服务政策中健康档案的问题，政府在这方面投入的资金是不少，但乡村医生不能足额发放……（**基本公共卫生经费发放不足**）目前给老百姓比较少，对重症患者要进行随访，但是按照目前的乡村医生数量，乡村医生一天得有半天在外面随访，影响给其他人员提供一般诊疗服务……（**基本公共卫生服务工作量大，服务项目不能满足需求**）

访谈2：被访谈对象基本信息：B，男，30岁，乡村医生

问：请您从乡村医生这一个角色谈一下目前工作现状？包括满意或者不满意的。

答：1）从事乡村医生快10年了，自己就就业业的工作，曾受到县里的一些奖励，目前工作中比较满意的就是省政府开始发放退养补助和开展乡村医生培训。

一是山东省政府对乡村医生越来越重视，省卫生和计划生育委员会、省财政厅联合下发了《关于老年乡村医生退养补助发放有关问题的通知》，要求各市从2014年起，对全省老年乡村医生实施退养补助政策。针对以前对本村的发展做过贡献的医生和教师，符合应有条件的村医会得到相应的补贴，村医可提供并统计部分以往村医名单。除乡村医生统计名单外，村委会的其他干部也参与其中。在进行统计过程中，村医是支持此项政策的，并在工作中认真做到不遗漏一个人，让每一位老村医得到应有的回报。村民十分配合统计工作，老村医名单的统计工作很顺利，老村医补贴政策感觉到的是公平……（**退养补助政策启动**）

二是上级对每一名乡村医生进行定期的培训，村医的培训时间为2天左右，各个地区的时间有所不同。此项政策的出台，提高了乡村的医疗水平，乡村医生和村民双方都受益，乡村医生的医术得到了完善和提高，村民的健康得到了更有力的保障。国家针对乡村医生而制定的这一政策，让自己更热爱这份工作。有利的资金和政策支持，会让村医的公平感得到提升……（**重视乡村医生的培训**）

2）工作不满意的事情有在岗乡村医生补贴问题，硬件设备上级要求；医院与乡村的报销差距；所挂招牌的制作费用高等。

一是随着老村医补贴政策的出台，我们在岗乡村医生也希望得到应有的补贴。普遍存在乡村医生的目前收入没有达到期望，工作积极性等问题，希望在今后能出台在岗医生补贴等类似政策，以提高村医的工作积极性……（**在岗乡村医生的薪酬待遇低**）

二是我们村卫生室的覆盖人群比较少或外出人员比较多，一些上级要求具备的硬件设施没有发挥它的作用，有的看来只是摆设或为了应付检查……（**部分医疗设备的利用不足**）

三是目前医院的报销比例远远高于村卫生室，再加上医院发展速度、资金总量及流动速度等较快，而村卫生室相对于医院来说任何一点都赶不上，两者本身相差就很大，因此目前的报销比例很不合理，应该更加重视村卫生室的发展……（**医疗保险支付现状不利于村卫生室的发展**）

四是村卫生室的招牌要求统一更换，招牌的外观是相同的，由相关部门统一定做安装。所换招牌的价格较贵，要求在2000元左右，不能做便宜一点的？招牌制作的价格无需要求太严格，每一个村卫生室的条件是不同的，要考虑现实……（**一些工作额外增加了乡村医生的经济负担**）

访谈3：被访谈对象基本信息：C，女，56岁，乡村医生。

问：请您从乡村医生这一个角色谈一下目前工作现状？包括满意或者不满意的。

答：目前的这个村卫生室的房子是俺家自己盖得，现在还有贷款，由于孩子上高中花钱比较多，加上考虑他快20岁，还要给他买套房子，目前的收入有点低……（**薪酬待遇低**）

二是工作平常就是病人来了就看门诊拿些平常的药或者打个针，工作量有时候大有时候也不大，要看来的人数量多少了……（**负责常见病、多发病的诊疗**）

三是要给村里的居民建立健康档案，但是建档案给不给补贴我这个不清楚，政府补助就只有基本药物补助每月是500元，因为现在药品零价销售没有利润，待遇是比以前好点，但也好不了很多……（**基本药物政策实施后收入变化不大**）

四是给村民建档案还得给每个65岁以上的村民每季度免费量一次血压测一次血糖，当然有时候村民几天就来一次也是给检查的，可以说是无数次，包括基本公共卫生服务我们都干。有时候卫生知识宣传，上级要求我们就做，你看门口的宣传板上也贴着宣传知识。有时候病人半夜里来也得开门，孩子他爸爸不在的时候半夜了很吓人。干得不好了病人不满意……（**乡村医生工作量大，工作时间不确定**）

五是目前工作一切都是按照政策来，政策怎么说我就怎么干，目前一些医疗垃圾需要自己开着车去人民医院送，没有人统一的负责……（**期望提高与上级部门的沟通交流，反馈相关困难**）

六是考虑到自己是个医生，医生的素养咱们都学过，自己也好不容易考出相关证书来，而且都和这社区的村民熟悉了，也就不想换了岗位了……（**对工作比较留恋**）

七是在费用报销上农村合作医疗还有限制，向上级报的钱数多了还不给报销，这样也不利于村卫生室接诊病号的积极性……（**新农合报销对村卫生室有限制**）

访谈4：被访谈对象的基本信息：D，女，45岁，乡村医生（从村卫生室退出自己开诊所）

问：请您从乡村医生这一个角色谈一下目前工作现状？包括满意或者不满意的。

答：一是我目前是自己开诊所，自己挣钱自己花，还要交药检费，建档案很麻烦，而且我们也没有新农合……（**私人办的诊所工作量大，且没有新农合**）

二是以前在村卫生室干了几年都赚不了多少钱，每年的房租还很贵。每月2000元封顶就不错了，原来有病号费的（挂号费），本来是10块，后来又降到6块，你看多少病人是要上报，然后他给你报销，但是他给你限量，打个比方你看了100个病人，他只给你报50个，你也没办法。（**医生的技术劳务价值低**）

三是先干一段时间吧，现在做医生也不容易啊，身上担的风险也特别大……前一段时间XX村卫生室出事了，打针把孩子打死了，头孢过敏，头孢很少人过敏的，所以我们现在用药都很小心，但是你不敢用药，病人的病好不了，病人就怀疑你的技术，对你缺乏信任，所以我们村医比较难干……（**工作风险责任大**）

四是当时在村卫生室干的时候，经费不是很及时，上面资金可能也不是特别富裕吧，药品倒没什么大问题，还是挺齐全的。就是经费，有时候新农合报销要等，那段时间的费用需要自己垫上……（**经费拨款不及时**）

……

选取调研过程中的大家反映比较多的部分乡村医生以及管理者的访谈记录，分析发现，由于地理位置的优势，乡村医生与居民形成了自然密切的关系，这成为乡村医生开展诊疗服务，为居民提供服务的重要便利条件。同时一些乡村医生也反映从国家层面到省级层面政府越来越重视村卫生室的发展，以及乡村医生队伍的建设，如目前启动了退养补助政策，多渠道开展乡村医生的培训工作，提升其服务能力，重视村卫生室的标准化建设，不断规范乡村医生的诊疗行为等。同时，乡村医生也提出了一些实际工作中的一些利益诉求，以进一步提高他们的工作积极性和稳定性，主要体现在以下几个方面：一是期待加大政府对乡村医生的补偿力度，提高乡村医生的薪酬待遇，体现其技术劳务价值；二是期望给乡村医生合适的身份、并积极建立健全养老保险、医疗责任保险，让乡村医生得到归属感，解除老无所养的后顾之忧，同时减少因为医疗风险带来的心理和经济负担，上述保障措施的落实是多数乡村医生的利益诉求；三是期望通过各种方式降低乡村医生的工作负担，保证工作质量，提高乡村医生的工作绩效；四是提高新农合政策对村卫生室的报销比例，可以让更多的居民在村卫生室得到政策的报销，提高乡村医生的工作积极性；五是希望村卫生室的运营经费得到上级部门的解决，减少以往个人所承担的费用开支；六是期望乡村医生能够与上级部门加强沟通交流，及时反馈工作中遇到的问题，及时得到解决。

第4章 结果讨论

4.1 乡村医生组织公平感量表的研制

本书依据文献分析及前期相关乡村医生的课题调研启示，借鉴 Niehoff 和 Moorman（1993）设计的组织公平感量表，结合中国医疗卫生领域的乡村医生的特定执业环境以及职业特点，通过预调查和正式调查设计了乡村医生组织公平感测量量表。该量表共包含10个项目，通过信度检验得出 Cronbach's α 值为 0.916，经过探索性因子分析得出组织公平感的两个维度，即分配公平和程序公平，可以解释总方差变异的70.3%，测量量表的整体信效度检验良好。目前对于组织公平感的维度划分有不同结论，但研究证明，不同的维度划分与所研究对象本身特征、工作性质以及工作内容等相关，乡村医生的组织公平感划分为分配公平和程序公平两个维度，虽然程序公平中有一些问题项目与已有研究者提出的互动公平维度里的内容一致，但通过探索性因子分析，并没有旋转出互动公平这一维度的公因子。

4.2 乡村医生组织公平感的调研结果评价

运用课题组设计的组织公平感测量量表，本书调查了山东省 6市1018名乡村医生的组织公平感现状，结果显示，乡村医生总体组织公平感得分较低，均值为3.13，7.0%的医生处于极低的组织公平感状态，37.7%处于较低的组织公平感状态，45.4%的处于中等组织公平感的状态，仅有9.9%的处于较高的公平感状态。

分配公平是指员工对资源配置结果的公平感受，这是基于1965年Admas提出的公平理论。当一个人在自己工作岗位上做出一定的成绩并取得报酬后，他不仅关心自己所获报酬的绝对量，而且还关心相对量，并通过横纵向的比较来确定自己所获报酬是否公平合理。乡村医生分配公平感平均得分为2.09分，比较低，其中分配公平感极低的占61.0%，较低的占25.5%，仅有1.3%的分配公平感较高。调研发现，乡村医生的分配公平感源于与相近行业人员（辖区内乡村小学教师、村干部）的横向比较，以及与自己以前工作收入的纵向比较产生[96]。

程序公平是Thibaut和Walker在1975年提出的，指人们不仅关心分配结果的公平，还关心用于达成结果的方法和工具的公平。程序公平感的平均得分为3.39分，其中程序公平感极低的占5.5%，较低的占28.5%，18.0%的程序公平感较高，程序公平感高于分配公平感。

4.3　乡村医生组织公平感的影响因素

通过乡村医生的组织公平感、分配公平感及程序公平感的影响因素研究发现，组织公平感的影响因素有绩效考核机制、薪酬按时发放、养老保障、公共卫生服务的补助水平、当地政策支持职业发展、薪酬工资发放合理、参加培训的机会、年龄、医疗风险责任、医疗工作量、工作环境、药品供给、薪酬足额发放等因素。其中，分配公平感的影响因素有养老保障、公共卫生服务的补助水平、一般诊疗收入水平、工作压力、基本药物补助水平、薪酬工资发放合理、药品满足需求、参加培训机会等因素。程序公平感的影响因素有绩效考核机制、薪酬按时发放、当地政策支持职业发展、薪酬工资发放合理、参加培训的机会、工作年限、公共卫生服务的补助水平、医疗风险责任、医疗工作量、薪酬足额发放、工作环境、养老保障等变量。

4.3.1 收入水平影响着乡村医生的组织公平感

公平性是薪酬管理中最重要的原则，是组织激励政策产生作用的前提，影响着员工的态度、行为和产出[97]。薪酬与员工满意度联系的关键不是员工的实际所得，而是员工通过薪酬比较后对公平的感觉。调研结果显示，乡村医生不仅把自己的投入和取得的回报与自己过去的投入与回报相比，还同与自己社会地位差不多的群体进行比较，尽管不同乡村医生选择的参照对象不同，但有共性，他们大多选择农村教师、乡村干部等距离比较近、比较熟悉了解的社会群体。在不同地区，乡村医生的月均收入为1700~4000元不等，但无论收入水平如何，多数乡村医生表示对当前的收入不满，认为远低于普通群众的收入，更是明显低于民办教师的收入，远远不能满足乡村医生的心理预期。目前乡村医生工作收入偏低，对家庭经济贡献度不足，影响了乡村医生的公平感。从心理状态看，"低收入、无保障、工作压力大"在乡村医生中已形成一种群体认同。群体认同与群体相对剥夺感是出现对抗性集群行为的心理基础，是国内外社会学研究的一般结论。乡村医生的利益诉求如果长期得不到解决，有可能形成社会不稳定因素[98]。

近年来，为提高乡村医生收入，山东省各地进行了积极探索。例如，青岛市乡村医生的一般诊疗费支付标准提高到10元/次，基本药物补助提高到不低于1.2万元/人，其中，城阳区基本药物补助达到2.8万元/年；东营市基本药物制度补助提高到2.2万元，按照每年不低于10000元的标准对村卫生室运行经费进行补助，解决村卫生运行经费问题；日照市乡村医生年人均收入

5.3万元/年，其中财政补助资金人均4.2万元/年。2018年，基本公共卫生服务经费筹资标准提高至每人55元，将40%左右的任务交由村卫生室承担，根据工作任务核算年度应拨补助额度，及时足额拨付到位。

4.3.2 养老保障制度影响着乡村医生的组织公平感

受限于"半农半医"的身份，大部分乡村医生没有参加单位的养老保险，只是参加了村里的新农保，保障力度较低，组织公平感程度低。根据山东省老年乡村医生的补助政策，依据乡村医生的从业年限，达到60岁时每月可按从业年限乘以20的标准领取养老金。乡村医生一方面认为"政府给了乡村医生一个说法"，另一方面又认为一年20元的标准较低，与退休民办教师的收入有差距。此外，许多在岗的乡村医生表示，目前省里的文件只是对60岁离岗乡村医生的养老保障做出了规定，且计算时间为2011年以前，对于在职乡村医生，2011年以后的养老金如何计算并未说明，仅仅是说"鼓励乡村医生参加更高层次的社会保障"，对这一点较为不满，希望政府解决了"老一代"乡村医生的养老保障后，陆续会有其他政策出台，解决目前仍在岗的相对年轻的村医的养老保障。此外，部分乡村医生及农村卫生工作人员认为，应优先解决目前仍在岗乡村医生的养老保障，这样才能提高乡村医生队伍的稳定性和工作积极性，提高乡村医生的归属感和公平感[99]。

近年来，山东省采取积极措施完善养老政策，解决乡村医生后顾之忧。一是落实老年乡村医生生活补助政策，《关于解决老年乡村医生生活补助问题的实施意见》（鲁卫基层发〔2014〕1号），按照每工作1年每月20元的标准为老年乡村医生发放生活补助，从2015年起，累计为26.69万名乡村医生发放生活补助40.12亿元，有效化解了困扰多年的老年乡村医生稳定问题和养老无保障问题,并为优化提升乡村医生队伍结构素质奠定了基础。二是完善乡村医生养老政策。山东省卫生健康委员会会同省委组织部等7部门印发《山东省加强基层卫生人才队伍建设的若干措施》(鲁卫发〔2018〕6号),其中对实施紧密型乡(镇)村卫生服务一体化管理并与卫生院签订正式用工合同的乡村医生,由单位承担部分养老保险费用,这部分费用通过部门综合预算统筹解决。山东省也积极争取把乡村医生养老列入山东省委省政府民生实事,推动乡村医生参加企业职工养老保险,解决乡村医生养老保障问题。

4.3.3 医疗责任风险保障影响着乡村医生的组织公平感

近年来,随着医疗纠纷事件的频繁发生,医疗责任保险已引起社会各界的共同关注。与城市相比,受医疗条件、素质能力、设施设备等限制,发生在乡村的医疗纠纷处理起来难度更大,乡村医生承担的医疗风险更大[100]。调查研究发现,医疗风险是调研地区绝大多数乡村医生担心的主要问题,真实发生在乡村医生身上或其身边的医疗事故曾导致乡村医生承担了多达10万元、20万元不等的医疗纠纷赔偿金额,所带来的负担不言而喻。调研中也有乡村医生表示:"俺要是碰到医疗纠纷,这辈子砸锅卖铁也没法赔啊。"个人风险抵御能力明显不足,会影响乡村医生医疗服务工作的正常开展。例如,一些常见病、多发病的诊断治疗会推诿到上级医院以规避风险。同时在乡土社会的大环境背景下,乡村医生服务于老百姓时难以用书面材料约束医患双方的责任,因此一旦发生医疗纠纷,乡村医生的处境比较尴尬,多以赔偿告终。调查发现,目前虽然有些地区的乡村医生由乡镇卫生院统一组织或自发组织购买了医疗责任保险,但总体保险的适用性不高,如保险价格超出了乡村医生的承受能力,且缺乏持续性。乡村医生医疗责任风险分担机制的缺失,降低了乡村医生对组织的归属感与组织公平感。目前，山东省鼓励采取县域内医疗卫生机构整体参加医疗责任保险等多种方式，有效化解乡村医生执业风险。其中，青岛市80%的村卫生室投入医疗责任险，最高保额可达120万元。

4.3.4 薪酬的发放方式影响着乡村医生的组织公平感

不同地市经济状况不同，同一地市各县区的财政状况，薪酬的拨付方式、力度和标准又不相同，尤其是基本药物政策和基本公共卫生服务政策实施后，薪酬的发放方式（如基本药物补助、基本公共卫生服务补助及一般诊疗费补助）影响着乡村医生的组织公平感，主要存在下列问题。一是基本药物补助方式不合理，补偿水平低。基本药物补助标准是每名乡村医生6000元/年，政府按照乡村医生与村民1∶1000的比例核算乡村医生数量，以此为标准发放补助。但各县实际乡村医生数量远高于核算量，实际补助按人头平摊后不足6000元。基本药物补助有些县区能及时足额发放，但有些地区不能，导致乡村医生的分配公平感降低。二是基本公共卫生服务补助的标准不明确、不及时到位。这不利于提高乡村医生的工作积极性，易导致弄虚作假的现象；不利于监督基本公共卫生服务经费的利用，易出现乡镇卫生院对经费的截留、挪用，加大乡村医生对乡镇卫生院的不信任；不利于乡村医生工作自纠，及时改善基本公共卫生服务中不符合要求的工作内容。政策参与度低，政策执行不公开透明，降低了乡村医生的程序公平感。三是一般诊疗费用设计不合理，垫付资金压力大。按诊疗疗程收费降低了医生过度输液的行为，但静脉输液耗材多，医生时间成本高，但调查结果显示的补助水平低，同时处方审核的效率低影响补助的及时性，增加了乡村医生负担与抱怨。部分地区乡村医生不知晓一般诊疗费的补助标准及发放时间，影响其组织公平感。

4.3.5 培训机会影响着乡村医生的组织公平感

培训是提升乡村医生职业素质和能力的重要环节，调研结果显示，新医改以来，乡村医生培训工作有了长足发展，从县到乡镇不定期组织各种培训，但仍存在下列问题。一是缺乏培训需求的分析。培训需求分析是培训目标、培训内容和培训方式设计的重要前提，但调查发现，关于乡村医生培训需求的深入调研工作不足，导致实际培训与培训需求脱节。有乡村医生反映，目前急需实践技能的培训，而现在提供的多以知识培训为主；急需基本医疗服务技能的培训，而现在提供的多以基本公共卫生服务培训为主。二是缺乏细致周密的培训规划。对培训人员、培训方式以及培训地点等，缺乏深入细致、周密的部署，影响培训效果。在一些培训现场，人员济济，部分乡村医生主动学习的积极性不高，尤其是年龄大的医生，应付性较强。三是缺乏培训效果评估。这些评估包括基层医生对培训的反应与感受的评估、基层医生对培训知识与技能的获得程度的评估、基层医生对所学知识与技能运用的改善程度的评估和培训对组织所产生的影响与绩效的评估。有些培训基地过多宣传该医院，而忽视了乡村医生培训的重要工作。

近年来，山东省不断加大教育培训力度，提升乡村医生服务能力。一是加强乡村医生在岗培训，依托县级医疗卫生机构或乡镇卫生院，大力开展乡村医生岗位培训，每年培训不少于2次，累计培训时间不少于2周。二是开展乡村全科助理医师资格考试试点，2018年山东省的报过率为60.55%，报名和通过人数居全国前列，提升了乡村医生队伍整体素质。日照市对取得执业医师、执业助理医师、乡村全科执业助理医师的乡村医生，分别按照1500元、1200元、1000元的标准发放补贴。

同时从乡村医生的角度也可发现培训过程中存在的问题，

一是部分乡村医生的培训意识相对被动，虽然因为提高自身水平而主动参加培训的乡村医生占多数，但是因被动原因而参加培训的乡村医生也较多，包括为满足乡村医生考核需要、满足上级部门要求以及执业考试资质等挂钩来强制乡村医生参与培训。这样一些乡村医生在培训过程中难免会存在敷衍了事、"走过场"的行为。二是乡村医生学习能力较差。乡村医生目前年龄结构偏大，文化水平较之其他医务人员也较低，因此学习新知识新技能的能力也较差，力不从心，如果培训是照本宣科，晦涩难懂，未结合实际情况，乡村医生"吸收"较差。一些老的乡村医生反映"自己听不懂，也记不住了"。对于这些乡村医生，如何因地制宜的进行培训至关重要。三是乡村医生的工作繁忙，村卫生室人员短缺，影响培训。一所村卫生室多为1~2人，若去培训，村卫生所承担的任务很难完成，也缺少医务人员来替代自己完成自己任务，而且对乡村医生收入也造成较大的影响，这成为阻碍乡村医生参与培训的一大原因。上述问题需要在开展培训工作时统筹考虑。

4.3.6　工作压力影响着乡村医生的组织公平感

　　工作量的安排影响着服务供给的质量，也影响着乡村医生的公平感受。调研发现，乡村医生面临着人员引进难、离职多、老龄化严重等困境，新医改的多项政策又不断落实于村卫生室，进一步增加了乡村医生的工作量。乡村医生对工作安排的不满意度达56.1%，每周工作时间78小时及以上的占61.1%。基本药物制度实施后，乡村医生要了解基本药物制度指南、政策以及如何合理用药；基本公共卫生服务政策实施后，乡村医生身兼多职，既要从事基本的诊疗工作，还要承担公共卫生服务，如建立档案、资料录入、入户体检等。白天工作一天，晚上趁居民在家进行入户服务。由于居民不了解政策，经常被服务对象拒之门外。同时乡村医生要接受上级部门频繁的检查监督。基层医生的转岗培训工作抽取部分乡村医生，又增加其工作量。各种综合因素影响着乡村医生的组织公平感，进而影响其工作绩效。

近年来，山东省会同有关部门下发《山东省医学生免费教育工作实施办法》，为乡镇卫生院和村卫生室培养全科医学人才。2019年计划招收公费5年制医学本科生1000人、3年制专科生300人，以有效解决乡村医生队伍空缺与工作量大之间的矛盾问题。同时，山东省积极改善村卫生室的硬件条件，为一些地区配备了信息化设备，利用健康一体机检测心率、血糖、血压、血氧饱和度、尿常规、体温等健康数据，并上传至健康档案，改变了村卫生室仅靠"老三件"为村民服务的落后面貌，提高了乡村医生的服务质量和工作效率。

4.3.7 药品供应影响着乡村医生的组织公平感

药品供应是影响医生处方的一个重要因素。乡村医生对基本药物的供给不满意度较高，达50.70%，这也影响着医生的公平感。村卫生室实施基本药物制度后，乡村医生普遍反映药品目录窄，供应不及时及缺货等问题，并且向上反映的渠道及上级给予的反馈意见不及时，影响了乡村医生的程序公平感。调查发现，基本药物目录偏窄，部分常用药不在目录范围内，近几年目录虽然更新了，但是仍然有一些价廉的常用药没有纳入。部分地区基本药物制度实施之初，开放了部分目录外药品，但是药品短缺问题依然严重，如高血压、儿科、心脑血管疾病的药品。此外，还有部分药品虽然进入了基本药物目录，但村卫生室和卫生院在采购时却被告知缺货，或者即便订购成功，药品配送也不及时，严重影响到村卫生室工作开展。由于村卫生室的药品品种限制和供应不到位，导致：①患者趋向于上一级医院或药店购买药品，易出现不合理用药，增加患者经济负担，违背了实施基本药物制度"促进合理用药，减轻患者疾病负担"的初衷；②难以实现与上级医院（县级及以上医院）常用药品的对接，从上级医院下转的慢性病或康复治疗的患者在村卫生室买不到所需药品，不利于分级诊疗[101]。与此形成鲜明对比的是药店获得了发展的大好时机，不少受访乡村医生表示其所在村卫生室周围的药店近几年发展较快。

4.4　乡村医生工作绩效的调研结果评价

工作绩效指为了完成某项任务或达到某种目的而进行的具有某些功能或效能的行为。结果显示，乡村医生工作绩效较高（均值4.06分），有2.1%处于较低状态，50.7%的处于较高状态，从各维度分析，人际促进均值最低（3.93分），其中9.2%处于较低状态，其次是任务绩效（4.05分），其中11%处于较低状态，工作奉献最高（4.29），其中3.8%处于较低状态。可见，乡村医生自我评价的工作绩效，在人际促进方面较低，原因是虽然实施乡村一体化管理，但由于村卫生室与乡镇卫生院的工作地点不同，不利于上下级的沟通交流；任务绩效较低者反映承担太多的工作量，包括基本医疗和公共卫生服务，同时乡村医生不断减少，人口老龄化严重，导致工作负担较重。

4.5　乡村医生离职倾向的调研结果评价

为贯彻落实《国务院办公厅关于完善国家基本药物制度的意见》和《国家卫生健康委国家中医药管理局关于进一步加强公立医疗机构基本药物配备使用管理的通知》，加强基本药物配备使用管理，保障人民群众基本用药需求，促进药品保障体系建设，强化基本药物功能定位，推动分级诊疗，增强群众就医获得感。2019年，山东省卫生健康委员会、山东省市场监督管理局颁布了《关于进一步加强公立医疗机构基本药物配备使用管理的通知》。该通知一是强化基本药物主导地位，自2018年11月1日起统一执行《国家基本药物目录（2018年版）》，按照基本药物"突出基本、防治必需、保障供应、优先使用、保证质量、降低负担"的功能定位，各级各类公立医疗机构在制订药品处方集和用药目录时，应当首选国家基本药物。明确基本药物配备使用比例。结合我省实际和医疗机构功能定位和诊疗范围，确定我省三、二级和基层医疗机构基本药物配备使用品种比例分别不低于30%、40%、50%，且金额比例分别不低于30%、40%、60%。各级各类公立医疗机构应当科学设置基本药物使用指标体系，结合科室（或病区）实际用药情况，制定合理的基本药物费用考核指标和奖惩措施，纳入考核评价体系，并不断提高使用比例。二是健全基本药物优先使用机制，落实优先使用激励措施。积极协调医保等部门，深化医保支付方式改革，加快出台医保支付标准，落实医保经办机构与医疗机构间"结余留用、合理超支分担"的激励和风险分担相关政策。强化基本药物临床应用管理，强化药师在处方审核调剂管理中的作用，结合家庭医生签约服务和双向转诊，加强对老年、慢性病和多种疾病联合用药患者的用药指导。三是做好基本药物供应管理，落实短缺药品监测和协调应对要求，各级卫生健康行政部门应当主动发挥牵头作用，确定专人负责，及时审核确认国家短缺药品直报系统信息，加快建立完善省、市、县三级短缺药品监测预警和分级协调应对机制。要充分发挥各级短缺药品供应保障工作会商联动机制的作用，协调有关单位做好供应保障，综合运用加强供需对接、完善储备制度等多种方式，统筹解决好区域内药品短缺问题。

乡村医生离职倾向是指乡村医生产生的离开组织的想法或

意愿。结果显示，离职倾向均值2.77分，其中9.5%的有较高离职倾向，集中于有临床经验的乡村医生、学历高的群体。访谈发现，由于乡村医生工资待遇较低，缺乏医疗责任保险、养老保险和医疗保险，以及工作环境差等原因，导致部分人群有离职倾向，但是他们是否出现离职行为，决定于上述的利益诉求能否实现，如果长期得不到满足，乡村医生观望政策的"窗口期"关闭后，乡村医生的离职意愿会转化为离职行为。

4.6　乡村医生组织公平感对其工作绩效、离职倾向的影响机制

结构方程分析发现，乡村医生的组织公平感中程序公平对工作绩效有显著直接正向影响，分配公平感和程序公平感通过离职倾向中介变量对工作绩效有较弱的正向影响；分配公平感、程序公平感对离职倾向的直接负向影响显著，与前人研究结论相一致[102, 103]。研究启示，为提高乡村医生队伍的稳定性和工作绩效，需从提高乡村医生的组织公平感着手，满足其薪酬待遇、医疗责任保险和养老保险等利益诉求，提高职业认可感，不断拓展职业发展空间，提升乡村医生的职业吸引力，减少乡村医生离职行为，同时增强新医改的基本药物政策、公共卫生服务政策、家庭医生签约服务政策等各项政策落实中的程序公平性，提高工作绩效[104, 105]。

第5章 政策建议

5.1 设计符合乡村医生职业特征的薪酬制度

乡村医生薪酬设计需合理评价乡村医生的工作投入，明确乡村医生社会比较的参照对象，基于公平理论，制定乡村医生薪酬的结构、内容及标准，明确绩效考核指标，做到公开透明，优绩优酬。特别是在多种政策作用下，乡村医生工作压力逐步增加，如公共卫生服务等，薪酬制度制定时需明确各种政策的绩效考核指标及费用发放标准。一是全面落实基本公共卫生服务经费、基本药物制度补助、一般诊疗费等补偿政策。根据对乡村医生核定的任务量和考核结果，将相应的基本公共卫生服务经费及时、足额拨付到位，且要求公示补助标准及考核要求。对实施基本药物制度的村卫生室，综合考虑服务人口、服务范围、基本医疗和公共卫生服务补偿情况，合理设计补偿方式，给予乡村医生绩效补助。定额补助标准由市、县（市、区）政府确定。随着社会经济的发展，适时调整各项补助标准，逐步提高乡村医生的收入水平，合理设计乡村医生的一般诊疗收费标准。提高在条件艰苦地区执业的乡村医生待遇水平，乡村医生收入水平要与所在乡镇卫生院职工平均收入相衔接，以吸引高素质医学院校毕业生从事村级卫生服务。二是各级政府通过实地调查，尽快拟定并实施村卫生室运营费用的专向拨款，不得以"管理费"等各种名目挤占、截留或挪用，严禁以任何名义向乡村医生收取、摊派国家规定之外的费用。同时，注意薪酬福利"向下刚性"的特性，政策如果使医生收入水平不升反降，势必引起医疗队伍的不稳定。建议对工作水平和工资结构，以法律条文的形式加以界定，制定雇佣双方以及第三方都能够识别的显性薪酬激励制度，通过乡村医生薪酬制度的合理设计与落实提高其分配公平感[106, 107]。

5.2　执行促进程序公平的隐性激励政策措施

程序公平强调在资源分配中使用的程序及过程公平，是员工出于对组织政策、实践及文化的理解和各级组织代理人做出的各种承诺的感知而产生的，是一种心理契约[108]。程序公平包括领导处理奖惩的过程是否公开，奖惩标准、办法的确定是否符合公平原则，在分配决策之前是否与员工进行沟通，员工的意见是否被组织认真考虑等。这些问题存在于双方内隐的心理契约中，只能作原则性的要求，却不能以法律条文的形式规定，本质属于隐性激励的范畴。既往研究证明，程序公平影响员工的组织承诺及对上级的信任和离职意向，当雇员认为制定决策程序公平时，他们会感到自己在组织的重要性，会更努力地工作；反之，员工会降低对组织的承诺，产生更多的偷懒行为及高离职、低绩效状况。

借鉴 Leventhal 所提出的程序公平 6 个标准以及 Greenberg（2000）提出的加强程序公平的途径，结合乡村医生的工作背景，提出如下原则。一是准确性原则，决策制定前期尽量收集大量的相关资料以保证决策的准确性，一旦制定完成后尽量保持可持续性，避免多次修改，减少乡村医生的负担，提高政策信任度；二是代表性原则，让乡村医生在决策过程中有发言权，尤其在薪酬设计、绩效标准制定、基本药物遴选等重要决策中有参与的机会，使政策满足政策接受者的利益诉求，避免"如果是我做决策，就不会这样了"的想法，避免产生不公平感；三是避免偏见的原则，管理者应摒弃个人的私欲和偏见，对全体乡村医生一视同仁，使用公平合理的统一标准且透明、公开；四是可修正的原则，乡村医生对领导的决策不满时，拥有投诉的权利以及修正决策结果的机会；五是道德伦理的原则，决策程序必须符合能够接受的道德和伦理的一般标准，考虑乡村医生的情感需求，尽可能提升其程序满意度。

政策的执行与乡村医生的信息沟通及反馈非常重要，个体在信息不对称情况下做出判断，常常会在做决策时将自身情绪也当作一种信息，导致不能正确执行政策，甚至诋毁政策。政策信息沟通时需考虑乡村医生特点，如学历水平低、理论认知缺陷、队伍老龄化严重、工作主动性不强等因素，充分挖掘乡村医生的社会需要动机，以一种真诚、礼貌、尊重、平等的姿态与乡村医生沟通交流，解释宣传执行各种政策的原因、程序以及目标等，能够提高员工的交往公平感。针对基本药物采购、基本公共卫生服务的绩效考核等，构建良好的双向反馈信息机制；针对乡村医生反馈的问题，及时做出解释或者提出解决措施。通过改变领导与成员的交换关系，影响乡村医生对管理者的认同感，保证政策得到更好地执行，提高其程序公平感[98]。

5.3 建立健全乡村医生养老保险与医疗责任保险机制

养老保障和医疗责任保险一直以来是乡村医生十分关注的话题，如果乡村医生处于高风险、高压力、无养老保障的情境中，会大大降低其分配公平感，影响乡村医生的工作积极性和稳定性，也降低了该职业的吸引力，因此，期望各级政府继续一如既往的关注乡村医生的利益诉求。一是建立健全乡村医生养老政策,各地要积极支持和引导符合条件的乡村医生按规定参加当地职工基本养老保险。不属于职工基本养老保险覆盖范围的乡村医生,可在户籍地参加居民基本养老保险。市、县(市、区)政府可通过多种形式,鼓励引导乡村医生按较高档次缴费,且政府承担不低于缴费标准的50%。二是建立健全乡村医生医疗风险化解机制。将人民调解机制和乡村医生医疗责任保险紧密结合,明确乡村医生医疗责任保险制度的强制性方向,可以在县域内统筹卫生院与卫生室,由政府卫生行政部门牵头与保险公司谈判,提高医疗风险防范能力。有条件的地区可以探索与商业保险公司合作,合理设置乡村医生、乡镇卫生院和各级政府的筹资比例,为化解医疗风险和解决医疗纠纷发挥应有作用。

5.4   全方位多举措拓宽乡村医生的职业发展前景

职业是个人身份和社会地位的象征,职业发展前景如何是人们选择职业时考虑的重要因素。调研发现,我国乡村医生老龄化严重、且存在"人才引进难、留住难、调动积极性难"的困境,采取各种措施不断优化乡村医生的职业发展前景,是实现毕业生就业选基层,居民看病选基层的突破口[109]。建议如下:一是不断加大落实乡村医生的系列培训措施,做好培训前需求分析,做好课程设置,选择合理的培训方式,解决乡村医生的工学矛盾,积极开展培训效果评估,评价分析存在的问题,提高乡村医生"守门人"的职业素质和技术能力,增强医患信任[110-112]。未来乡村医生会是一个新生代、新知识、新职业的医生。转型过程中,需要有扎实的基础,不断扩展自己的知识面,否则会被时代淘汰。2017年山东省卫生计划生育委员会《关于做好乡村医生准入管理工作的通知》，要求各地市切实加强乡村医生准入管理，严把招用方案审核，强化招用过程监管，体现了山东省政府对乡村医生队伍的整体素质的重视。二是遵循卫生专业技术人员成长规律和医疗卫生机构功能定位，建立以医疗服务水平、质量和业绩为导向，以社会和业内认可为核心的人才评价机制。基于基层卫生工作实际，重点加强对常见病、多发病诊疗、护理和康复等任务，以及公共卫生服务等任务的考核评价，实现"干什么评什么"，避免职称评审和实际工作出现"两张皮"的现象。三是建立不同层级医疗机构的流通渠道和交流平台，促进人才在县、乡、村三级卫生网络中的合理流动，为乡村医生队伍输入新鲜血液。建立乡村医生的职业发展辅助制度，包括职业预测信息系统，职业咨询咨询制度和职业发展帮助计划。

5.5 建立健全科学的绩效考核评价与监督机制

合理的绩效考核监督机制是影响乡村医生组织公平感的重要变量，也是衡量乡村医生服务质量和服务效率的重要内容。调研发现，一些村卫生室由于缺乏合理的绩效考核机制，导致乡村医生工作时出现偏好选择，影响其基本职能的有效发挥。建议一方面要建立全面并且适宜的绩效考核指标体系，注重对基本公共卫生服务、基本医疗服务、乡村医生能力素质以及村民评价等多方面的综合考察，制定明确合理的绩效考核措施，包括考核目的、考核方案、考核成员、考核周期、具体考核办法等，从质量、效率、满意度等不同维度对乡村医生工作进行全面评价，并积极制定落实考核配套措施[113]。另一方面要完善绩效考核的监督体系，对考核过程的规范化进行监督，做到考核过程的公平、公正，考核结果的公开、准确[114]。加强绩效考核机制与内外奖酬的联系，致力于乡村医生内部激励和外部激励的满足感与公平感，提高激励效果。

5.6　保障基本药物供给的质量并落实延伸处方制度

将基本药物制度"上限"政策改为"底线"政策。一是加大基本药物招标过程中质量评价，建立有效的管理与监管机制中标企业供给药品的质量；建立利益协调与竞争机制，保证药品配送的及时性；增加生产配送企业的违约成本，杜绝药物供应中的不法行为；实现药品的分类采购，促进药品的公平可及性，实现信息透明，并构建双向药品信息反馈机制[115]。二是结合国家政策要求，及时更新补充居民需要的药物目录并实现动态调整，可借鉴上海、南京等地经验，推广"延伸处方"制度，实现慢性病、康复用药的"上下联通"，提高居民用药的便捷性。

5.7　互联网+高效赋能提升乡村医生的服务能力

目前乡村医生人员数量少，服务质量不高，以及人口老龄化等问题已成为乡村医生队伍建设的障碍因素，进一步影响了农村卫生事业发展，急需新的技术手段和模式为乡村医生赋能，更好地解决他们面临的困境。随着互联网信息技术的快速发展，可以将互联网、移动互联网与传统医疗结合，对传统医疗服务进行流程重塑、合理分配优质医疗资源，促使就医途径多样化，就医流程便捷化，诊疗咨询高效化，实现如线上签约、线上咨询、慢性病药品配送上门、在线转诊上级医生、远程手段诊疗疾病等新颖的服务模式。互联网作为乡村医生强大的决策辅助系统，可以有效地提升其服务能力和工作效率，是未来发展的重要方向。例如，"未来诊室""健康小屋"等由卫生保健部门指导启动的智慧健康项目用科技赋能乡村医生，为基层慢病管理带来了新的解决方案。

第6章　研究结论与展望

6.1　研究结论

　　（1）研制的乡村医生组织公平感量表包括分配公平感和程序公平感两个维度共10个测量项目，其中分配公平感包括2个测量项目，程序公平感包括8个测量项目，测量量表具有良好的信效度。

　　（2）乡村医生组织公平感较低。组织公平感得分3.13，处于极低和较低公平感状态的分别占7.0%和37.8%，其中分配公平感2.09分（仅1.3%的有较高公平感），程序公平感3.39分（仅18.0%的有较高公平感）。

　　（3）乡村医生的离职倾向略高，工作绩效较高。离职倾向均值2.77分，中等和较高的占25.3%和9.5%。工作绩效均值4.06分，处于较低和较高状态的分别占2.1%和50.7%，从各维度看，人际促进3.93分，任务绩效4.05分，工作奉献4.29分，任务绩效和人际促进分别有11%和9.2%处于较低状态。

　　（4）绩效考核、薪酬、养老等是影响组织公平感的重要因素。线性回归发现，影响组织公平感的主要因素有绩效考核机制、薪酬工资发放方式、养老保障、薪酬发放及时性、公共卫生服务补助等。影响分配公平感因素有养老保障、公共卫生服务的补助水平、一般诊疗收入水平、工作压力、基本药物补助水平等。影响程序公平感因素有绩效考核机制、薪酬按时发放、政策支持职业发展、薪酬发放合理、培训机会等。

（5）组织公平对离职倾向、工作绩效有较大影响。分配公平和程序公平分别对离职倾向产生直接负向影响（-0.216 和 -0.187），分配公平通过离职倾向间接影响任务绩效、人际促进和工作奉献（0.028、0.027 和 0.031）。程序公平对工作绩效中任务绩效总效应 0.143（直接效应 0.119、间接效应 0.024），对人际促进的总效应 0.223（直接效应 0.200、间接效应 0.023），对工作奉献通过离职倾向的间接效应 0.026。

（6）养老保障、工作安排和医疗风险保障是乡村医生不满意的主要因素。养老保障制度为（84.2%），工作量安排（56.1%），医疗风险保障（52.4%），药品供给（50.7%）、公共卫生服务补助（44.6%）和参加培训机会（34.4%）。

（7）目前山东省政府已经落实多渠道补偿政策，保障乡村医生收入待遇。不断完善养老政策，解决乡村医生后顾之忧。鼓励采取县域内医疗卫生机构整体参加医疗责任保险等多种方式，缓解乡村医生的医疗风险。强化乡医准入管理，加强后备力量建设。加大教育培训力度，提升乡村医生服务能力。建议政府及相关部门继续发挥其岗位职责，设计符合乡村医生职业特征的薪酬制度；执行促进程序公平的隐性激励措施；健全乡村医生的养老保险和医疗责任保险机制；全方位多举措拓宽乡村医生的职业发展前景；建立健全科学的绩效考核评价与监督机制；保障基本药物供给的质量并落实延伸处方制度；互联网+高效赋能提升乡村医生的服务能力。

6.2　研究展望

乡村医生人才队伍发展陷入了人才"引不来、留不住、调不动"的困境，是基层卫生机构服务能力提升的瓶颈。如何充实乡村医生的人才队伍，保障农村卫生事业的可持续发展引起了政府以及社会的高度关注。本研究的结果发现目前乡村医生组织公平感较低，会导致其工作稳定性和工作绩效降低，绩效考核机制、养老保障机制和工作压力大是影响乡村医生组织公平感的重要因素，基于此，提出了未来的研究方向。

一是乡村医生的绩效考核机制研究。因为目前乡村医生对绩效考核机制满意度比较低，从而影响组织公平感，影响工作绩效。基于此，提出下列研究设想：建立一种绩效考核机制，能够提高乡村医生的组织公平感，调动其工作积极性。分析目前乡村医生的相关薪酬政策，薪酬政策在落实中存在的问题，乡村医生对于绩效考核机制的认知、评价，并通过定量调查和定性访谈了解乡村医生的工作现状、乡村医生的利益诉求和从他们视角出发探讨关于绩效考核机制的政策建议等，在掌握了乡村医生一线数据的基础上，结合相关绩效考核机制的国内外文献研究，依据绩效考核理论、绩效薪酬激励理论等，合理设计符合乡村医生特点的绩效考核机制，使其成为基层医疗机构能够更好吸引人才的政策措施。

二是乡村医生的养老保障机制研究。养老保障问题是前期开展的多项乡村医生课题研究中发现的共性问题，这也是目前乡村医生不满意执业环境的关键问题，同时也成为农村基层医疗机构引进人才的制度障碍，建议后续更加关注乡村医生的养老保障，分析目前的乡村医生是否有养老保障，养老保障的形式是什么，筹资机构包括哪些，个人的筹资方式和筹资水平如何，以及退休后的保障力度。从基层医疗机构管理者、养老保险机构和乡村医生自身的视角系统评价分析乡村医生目前的养老保障机制存在什么问题，通过定性访谈乡村医生，探讨他们对养老保障的需求和供给的差距，结合国内外相关基层医疗机构养老保障问题的研究，依据养老保障理论、利益相关者理论以及筹资理论等，进一步构建并完善乡村医生的养老保障机制，从筹资、保障等视角系统构建，进一步满足乡村医生的利益诉求，提高在职乡村医生工作积极性的同时，也成为吸引更多人才服务于基层医疗卫生服务机构的重要政策。

三是互联网+赋能乡村医生服务模式研究。乡村医生面临人员数量不足，工作压力大等问题。虽然政府采取了转岗培训、在岗培训等系列措施为村卫生室培养全科医学人才，但是由于人才培养周期长、基层医疗机构的条件改善慢等原因，导致短时间内很难满足农村居民医疗服务的需求。因此探讨互联网赋能乡村医生的新服务模式成为解决目前人才短缺、工作量大等困境的重要课题。互联网如何赋能乡村医生？赋能的关键要素是什么？在赋能的过程中存在哪些制约因素？如何采取优化路径提高互联网+乡村医生的服务能力？等等。这些问题成为未来乡村医生队伍建设中的重要研究内容。目前有些地区已经开始试点，可以进一步总结并梳理试点地区的经验做法，为其他地区更好地落实措施提供经验与参考。

附　　录

附录1　乡村医生调查问卷（预调查）

尊敬的乡村医生：

　　您好！首先感谢您为农村卫生事业做出的贡献！我们本次调研主要是掌握一下您的工作情况，您的填答对改善农村卫生工作、保障乡村医生利益有重要价值。本问卷采取**不记名方式**，您的资料将予以保密，真诚地感谢您的合作！

_____市 _____县（区）_____街道（乡镇）_____村

一、基本情况

序号	问题及选项	应答
1	性别：①男　②女	
2	年龄：_____周岁	
3	从事乡村医生工作年限_____年,您在本村卫生室工作的年限：_____年	
4	婚姻状况：①未婚　②已婚　③离婚　④丧偶	
5	最高学历：①小学及以下　②初中　③中专　④大专　⑤本科及以上	

续表

序号	问题及选项	应答
6	您接受医学教育的形式： ①全日制医学教育　②师承教育　③自学　④短期培训 ⑤其他,请说明_____	
7	您所学专业:①预防医学　②西医临床医学　③中医学 ④中药学　⑤西药学　⑥医学以外专业　⑦中西医结合临床医学　⑧全科医学　⑨其他	
8	您的执业资格证是:①无　②执业助理医师　③执业医师　④乡村医生执业证	

二、组织公平感测量量表

序号	题目	应答
1	在本卫生室我承担的工作量 ①非常不公平　②比较不公平　③一般　④比较公平 ⑤非常公平	
2	我承担的医疗风险责任 ①非常不公平　②比较不公平　③一般　④比较公平 ⑤非常公平	
3	我感觉我的工作收入与付出是相称的 ①非常不同意　②比较不同意　③一般　④比较同意 ⑤非常同意	
4	总体而言,我对目前的工作收入水平 ①非常不满意　②比较不满意　③一般　④比较满意 ⑤非常满意	
5	我对目前村医的养老保障 ①非常不满意　②比较不满意　③一般　④比较满意 ⑤非常满意	

序号	题目	应答
6	领导做决策时会听取乡村医生的意见和看法 ①非常不同意　②比较不同意　③一般　④比较同意 ⑤非常同意	
7	当向上级反映相关问题时,相关部门会给予及时答复 ①非常不同意　②比较不同意　③一般　④比较同意 ⑤非常同意	
8	相关政策在各村卫生室执行过程 ①非常不公平　②比较不公平　③一般　④比较公平 ⑤非常公平	
9	当要制定与我有关的决策时,领导对我的意见 ①非常不尊重　②比较不尊重　③一般　④比较尊重 ⑤非常尊重	
10	当要制定与我有关的决策时,领导对我的个人需要 ①非常不关心　②比较不关心　③一般　④比较关心 ⑤非常关心	
11	领导执行任何与我工作有关决策时都会解释的 ①非常不清楚　②比较不清楚　③一般　④比较清楚 ⑤非常清楚	
12	领导执行任何与我工作有关决策时态度 ①非常差　②比较差　③一般　④比较好　⑤非常好	

调查结束，谢谢您的配合！

附录2　乡村医生调查问卷（正式调查）

尊敬的乡村医生：

　　您好！首先感谢您为农村卫生事业做出的贡献！本次调研是为了掌握乡村医生的工作生活现状、职业发展和利益诉求，以便向政府提出有利于乡村医生稳定和发展的相关建议。请您根据自己的实际情况填写，您的填答对改善农村卫生工作、保障乡村医生利益有重要价值！本问卷采取不记名方式，您的资料将予以保密，真诚感谢您的合作！

　　　　工作单位：＿＿＿省＿＿＿市＿＿＿县（区）＿＿＿＿街道（乡镇）＿＿＿＿卫生室

一、个人基本情况

序号	问题及选项	应答
1	性别:①男　②女	
2	年龄:＿＿周岁	
3	婚姻状况:①未婚　②已婚　③离婚　④丧偶	
4	您从事乡村医生工作**已累计**＿＿年	
5	您所在村卫生室是否实施**国家基本药物制度**:①是　②否	
6	您的工作内容:①仅提供医疗服务　②仅承担公共卫生服务　③前两项都承担	
7	**您学习医学的方式是(可多选):** ①县职业中学毕业　②县卫校毕业　③市卫校毕业　④民办医科学校毕业　⑤全日制高等医学院校毕业(大专/本科)　⑥函授/电大/自学考试毕业　⑦跟师学徒　⑧家传　⑨短期培训　⑩其他(请注明)＿＿＿	

序号	问题及选项	应答
8	您所学专业(可多选): ①西医临床医学　②西药学　③全科医学　④预防医学 ⑤护理学　⑥中医学　⑦中药学　⑧中西医结合临床医学 ⑨其他(请注明):____	
9	最高学历:①小学及以下　②初中　③中专　④大专　⑤本科及以上	
10	您的专业技术职称:①未定职称　②初级　③中级　④副高　⑤正高	
11	您的执业资格证: ①无　②执业助理医师　③执业医师　④乡村医生执业证 ⑤其他(请注明)____	
12	您目前从事乡村医生的方式: ①脱产　②医主农辅　③半农半医　④农主医辅　⑤其他 (请注明)____	
13	2012至2014年,您的村医绩效考核平均成绩排在____位置? ①非常靠前　②较靠前　③中间　④较靠后　⑤非常靠后	
14	2014年,您家庭年收入____元,您个人年收入占家庭年收入的比例____%;村医工作年收入占您个人年收入比例____%,其中村医收入最主要来源于:(　)　①诊疗收入　②公共卫生补助　③基本药物补助　④药物收入　⑤其他请注明:____	
15	过去五年,您个人取得的最高工作年收入是在20____年,为____元。	
16	2014年您家庭生活开支(不包括购置大型家电、车、房等支出)是____元。	
17	您每周平均工作____小时,其中____%用于医疗服务,____%用于公共卫生,____%用于其他工作,其他工作是指____。	

续表

序号	问题及选项	应答
18	您平均每月的**接诊人次数**为_____人次(填数字)	
19	您所在卫生室负责_____(具体人数)村民的**公共卫生服务**,具体由_____(人数)名**村卫生室人员**承担的,其中您个人承担了这些工作的_____%。	
20	依据工作职责,您认为村医比较合理的**年收入**应在_____到_____元	
21	目前您所在卫生室的房屋租金由谁承担: ①村医个人 ②卫生院 ③村集体 ④其他____	
22	目前您所在卫生室的水电暖等开支由谁承担: ①村医个人 ②卫生院 ③村集体 ④其他____	

二、工作安排及满意度

序号	问题及选项	应答
1	我的医疗工作量 ①非常小 ②比较小 ③一般 ④比较大 ⑤非常大	
2	我的公共卫生工作量 ①非常小 ②比较小 ③一般 ④比较大 ⑤非常大	
3	我承担的医疗风险责任 ①非常不公平 ②比较不公平 ③一般 ④比较公平 ⑤非常公平	
4	我用于工作的时间很长,无暇顾及家庭 ①非常不同意 ②比较不同意 ③一般 ④比较同意 ⑤非常同意	
5	我的工作内容设置 ①非常不合理 ②比较不合理 ③一般 ④比较合理 ⑤非常合理	

序号	问题及选项	应答
6	我认为我的工作难度 ①非常大　②比较大　③一般　④比较小　⑤非常小	
7	我的工作压力 ①非常大　②比较大　③一般　④比较小　⑤非常小	
8	我的家人对我的工作 ①非常不支持　②比较不支持　③一般　④比较支持 ⑤非常支持	
9	我在医疗工作中遇到的最大困难是 ①工作量大　②自身技术水平有限　③患者难沟通 ④药品种类少　⑤医疗风险大　⑥一般诊疗费报销额度 不够用　⑦其他,请说明_____	
10	我在公共卫生工作中遇到的最大困难是 ①村民不配合　②考核标准变化快　③自身能力限制 ④工作量大　⑤村民不易联系　⑥其他,请说明	
11	本卫生室的医疗设施条件能满足工作需求 ①非常不同意　②比较不同意　③一般　④比较同意 ⑤非常同意	
12	我工作中的基础设施条件能满足我的期望 ①非常不同意　②比较不同意　③一般　④比较同意 ⑤非常同意	
13	村卫生室的药品种类能满足我的日常工作需要 ①非常不同意　②比较不同意　③一般　④比较同意 ⑤非常同意	
14	总的来说我对工作 ①非常不满意　②比较不满意　③一般　④比较满意 ⑤非常满意	

三、乡村医生培养

序号	问题及选项	应答
1	您的工作自主权 ①非常小　②比较小　③一般　④比较大　⑤非常大	
2	您工作中参加培训的机会 ①非常少　②比较少　③一般　④比较多　⑤非常多	
3	您认为您所获得的培训机会次数公平吗？ ①非常不公平　②比较不公平　③一般　④比较公平 ⑤非常公平	
4	您认为乡村医生培训费用的承担方式 ①非常不合理　②比较不合理　③一般　④比较合理 ⑤非常合理	
5	您工作中外出进修的机会 ①非常少　②比较少　③一般　④比较多　⑤非常多	
6	您的职称晋升途径 ①非常不畅通　②比较不畅通　③一般　④比较畅通 ⑤非常畅通	
7	您认为职称晋升途径公平吗？ ①非常不公平　②比较不公平　③不确定　④比较公平 ⑤非常公平	
8	当地政策环境是否支持您的职业发展？ ①非常不支持　②比较不支持　③不确定　④比较支持 ⑤非常支持	

四、组织公平感测量量表

序号	问题及选项	应答
1	我认为我的工作收入与付出是相称的 ①非常不同意　②比较不同意　③一般　④比较同意 ⑤非常同意	

序号	问题及选项	应答
2	我对目前的工作收入水平 ①非常不满意　②比较不满意　③一般　④比较满意 ⑤非常满意	
3	领导做决策时会听取乡村医生的意见和看法 ①非常不同意　②比较不同意　③一般　④比较同意 ⑤非常同意	
4	我工作中遇到问题时向上级反映的渠道 ①非常不通畅　②比较不通畅　③一般　④比较通畅 ⑤非常通畅	
5	当向上级反映相关问题时,相关部门会给予及时答复 ①非常不同意　②比较不同意　③一般　④比较同意 ⑤非常同意	
6	相关政策在各村卫生室执行的过程 ①非常不公平　②比较不公平　③一般　④比较公平 ⑤非常公平	
7	当要做出与我有关的决策时,领导对我的意见 ①非常不尊重　②比较不尊重　③一般　④比较尊重 ⑤非常尊重	
8	当要做出与我有关的决策时,领导对我的个人需要 ①非常不关心　②比较不关心　③一般　④比较关心 ⑤非常关心	
9	领导执行与我工作有关的决策时,他们都会解释的 ①非常不清楚　②比较不清楚　③一般　④比较清楚 ⑤非常清楚	
10	领导执行与我工作有关的决策时,他们的态度 ①非常差　②比较差　③一般　④比较好　⑤非常好	

五、薪酬待遇与执业环境

序号	问题及选项	应答
1	我对目前我的养老保障 ①非常不满意　②比较不满意　③一般　④比较满意 ⑤非常满意	
2	目前我的养老保障水平对我来说 ①非常不公平　②比较不公平　③一般　④比较公平 ⑤非常公平	
3	我对基本药物的补助水平(即政府的药品零差率补助) ①非常不满意　②比较不满意　③一般　④比较满意 ⑤非常满意	
4	我对公共卫生补助水平 ①非常不满意　②比较不满意　③一般　④比较满意 ⑤非常满意	
5	我对目前的一般诊疗收入水平 ①非常不满意　②比较不满意　③一般　④比较满意 ⑤非常满意	
6	我的薪酬工资能按时发放 ①非常不同意　②比较不同意　③一般　④比较同意 ⑤非常同意	
7	我的薪酬工资能足额发放 ①非常不同意　②比较不同意　③一般　④比较同意 ⑤非常同意	
8	我的薪酬工资发放方式很合理 ①非常不同意　②比较不同意　③一般　④比较同意 ⑤非常同意	
9	与当地乡镇卫生院医生相比,我的收入 ①非常不公平　②比较不公平　③一般　④比较公平 ⑤非常公平	

序号	问题及选项	应答
10	与本村村民的平均收入水平相比,我的收入 ①远低于本村村民　②稍低　③持平　④稍高　⑤远高于本村村民	
11	我工作的环境能令我舒心 ①非常不同意　②比较不同意　③一般　④比较同意 ⑤非常同意	
12	我认为乡村医生工作的执业风险 ①非常低　②比较低　③一般　④比较高　⑤非常高	
13	我很担心出现医疗纠纷 ①非常不同意　②比较不同意　③一般　④比较同意 ⑤非常同意	
14	遇到医患纠纷时,乡村医生的合法权益能得到保护 ①非常不同意　②比较不同意　③一般　④比较同意 ⑤非常同意	
15	我对乡村医生的绩效考核机制 ①非常不满意　②比较不满意　③一般　④比较满意 ⑤非常满意	

六、工作绩效测量量表

序号	问题及选项	应答
1	我会完成乡村医生岗位要求的工作 ①非常不符合　②比较不符合　③一般　④比较符合 ⑤非常符合	
2	我能按上级要求完成工作 ①非常不符合　②比较不符合　③一般　④比较符合 ⑤非常符合	

序号	问题及选项	应答
3	我能很好的安排工作时间 ①非常不符合　②比较不符合　③一般　④比较符合 ⑤非常符合	
4	我会在规定时间内完成工作 ①非常不符合　②比较不符合　③一般　④比较符合 ⑤非常符合	
5	工作中我追求上进,能够努力提升自我,如:积极学习新知识、技术。 ①非常不符合　②比较不符合　③一般　④比较符合 ⑤非常符合	
6	我具有工作责任感,对我所从事的工作具有认真负责的态度。 ①非常不符合　②比较不符合　③一般　④比较符合 ⑤非常符合	
7	我重视村医各项工作的完成质量,对于每项工作都会认真细致完成。 ①非常不符合　②比较不符合　③一般　④比较符合 ⑤非常符合	
8	工作中我能顾全大局,能从卫生室、同事、患者的角度多方考虑问题。 ①非常不符合　②比较不符合　③一般　④比较符合 ⑤非常符合	
9	在我的影响下,同卫生室的村医分工明确、合作愉快,大家能够共同提高。 ①非常不符合　②比较不符合　③一般　④比较符合 ⑤非常符合	

序号	问题及选项	应答
10	我能够很好的与上级、同行、同事、患者等进行沟通交流。 ①非常不符合　②比较不符合　③一般　④比较符合 ⑤非常符合	
11	我社交能力强，与领导、同行、患者关系好。 ①非常不符合　②比较不符合　③一般　④比较符合 ⑤非常符合	

七、离职倾向测量量表

序号	问题及选项	应答
1	我经常想离开所在的村卫生室 ①非常不同意　②比较不同意　③一般　④比较同意 ⑤非常同意	
2	最近，我经常想换一下工作，不做村医了 ①非常不同意　②比较不同意　③一般　④比较同意 ⑤非常同意	
3	明年我很有可能会找一份新工作 ①非常不同意　②比较不同意　③一般　④比较同意 ⑤非常同意	

调查结束，谢谢您的配合！

附录3　卫生行政管理者的访谈提纲

1. 您如何评价村级卫生服务在县域卫生服务体系中的地位与定位？

2. 您如何评价当前村级卫生服务的现状？您认为村级卫生服务当前存在哪些问题？

3. 您谈一谈近年来农村居民健康需求的发展变化？他们对村级卫生服务有什么期望和要求？

4. 您谈一下所在乡镇卫生院与下辖村卫生室的关系（分工，协作，竞争等）以及管理中存在的问题是什么？

5. 您谈一下乡村医生目前工作中存在哪些问题？有哪些利益诉求？

6. 您谈一下影响乡村医生工作稳定性和工作绩效的因素包括哪些？

7. 请您设想一下村级卫生服务未来发展的理想目标，如何促进这个目标实现？

附录4 乡村医生访谈提纲

1. 您简单介绍一下您在村卫生室工作的基本情况。

2. 您谈一下目前村卫生发展过程中存在的主要困境是什么?

3. 您觉得如何才能留住乡村医生,提高乡村医生的职业吸引力?

4. 您认为如何才能更好地提高乡村医生的工作绩效?

5. 您在工作中有哪些利益诉求未能够得到解决?

6. 您对上级部门对村卫生室的管理现状是否满意?有哪些建议?

7. 关于提高乡村医生队伍建设,保障村卫生室的可持续发展,请您提一下意见。

参 考 文 献

［1］中华人民共和国国家卫生和计划生育委员会．中国卫生和计划生育统计年鉴2016［M］．北京：中国协和医科大学出版社，2016．

［2］国务院办公厅．国务院办公厅关于进一步加强乡村医生队伍建设的指导意见［EB/OL］．［2011-07-14］．http://www.gov.cn/zwgk/2011-07/14/content_1906244.htm.

［3］国务院办公厅．国务院办公厅关于进一步加强乡村医生队伍建设的实施意见［EB/OL］．［2015-03-06］．http://www.gov.cn/zhengce/content/2015-03/23/content_9546.htm.

［4］闫菊娥，徐艳．陕西省村卫生室服务现状研究［J］．中国医学伦理学，2011，24（1）：20-22．

［5］杨佳，吕兆丰，王晓燕，等．北京市某区村卫生室的人力资源现状及发展对策［J］．中国全科医学，2011，14（21）：2424-2427．

［6］齐玉梅，王生锋，王桂华．湖北省村医现状及培训需求调查分析［J］．中国实用乡村医生杂志，2011，18（1）：23-24．

［7］张旭平，吕兆丰，王晓燕，等．村卫生室发展中的政策制约性因素分析—北京市H区村卫生室实地观察个案研究［J］．医学与哲学（人文社会医学版），2011，32（8）：42-44．

［8］朱建华．乡村医生队伍的现状分析与今后建设的思考［J］．中华全科医学，2015，13（9）：1486-1487．

[9] 朱榕. 连江出招缓解"村医荒"[N], 福州日报, 2011-12-13.

[10] 沈冰洁, 胡琳琳, 尤莉莉, et al. 我国中部地区乡村医生的离职意向及影响因素研究 [J]. 中国全科医学, 2018, 21 (34): 28-32.

[11] 苗艳青, 王禄生. 基本药物制度下村医收入的补偿渠道研究 [J]. 中国卫生政策研究, 2011, 4 (9): 35-40.

[12] 胡健, 武飚, 李孔章. 普安县村医收入状况及影响因素分析 [J]. 中国公共卫生, 2011, 27 (9): 1189-1190.

[13] 王鲁渝, 刘毅. 新医改下山区乡村医生的生存与发展探究—以四川省古蔺县为例 [J]. 中国卫生事业管理, 2017 (5): 328-329.

[14] 中国乡村医生生存状况调查报告 (2011) [EB/OL]. http://ccc.6000y.com/443322/index.asp?xAction=xReadNews&New - sID=12.

[15] 李强. 公平敏感性视角下组织公平感与员工绩效的关系研究 [J]. 武汉大学学报 (哲学社会科学版), 2009. 5 (62): 415.

[16] Admas JS. Inequity in social exchange. In advances in experimental social psychology [M]. New York: Academic Press, 1965: 267-299.

[17] Greenberg J. Approaching equity and avoiding inequity in groups and organizations [M]. Equity and justice in social be - havior. 1982: 389-435.

[18] Mowday R T. Equity theory predictions of behavior in or - ganizations [J]. Motivation and work behavior, 1991, 5: 111-131.

[19] Leventhal G S. What Should Be Done with Equity Theo - ry? New Approaches to the Study of Fairness in Social Relationships.

[J]. Social Exchange Advances in Theory & Research，1980：52.

[20] Thibaut J W，Walker L. Procedural justice：A psycho - logical analysis ［M］. L. Erlbaum Associates，1975.

[21] Tang T L，Sarsfield-Baldwin L J. Workers' evaluations of the ends and the means； an examination of four models of dis - tributive and procedural justice ［J］. Organizational Behavior and Human Decision Process，1996，55：23-40.

[22] Niehoff B P，Moorman R H. Justice as a mediator of the relationship between methods of monitoring and organizational citi - zenship behavior ［J］. Academy of Management journal，1993，36 (3)：527-556.

[23] Bies R，Moag R. Interactional justice：Communication criteria of fairness in：RJ Lewicki，BH Sheppard，MH Bazerman (eds.) [J]. Research on negotiations in organizations，1986：43-55.

[24] Colquitt J A，Conlon D E，Wesson M J，et al. Justice at the millenium：A meta-analytic review of 25 years of organiza - tional justice research ［J］. Journal of Applied Psychology，2001，86 (3)：425-445.

[25] 斯蒂芬·P·罗宾斯. 组织行为学 ［M］. 北京：中国人民大学出版社，2005. 185-187.

[26] Chock lingam Viswesvaran. Examing the Constrict of Organizational Justice：A Meta-Analytic Evaluation of Relations with work attitudes and behaviors ［J］. Journal of Business Ethics，2002 (38)：193- 203.

[27] Karriker J H，Williams M L. Organizational Justice and Organizational Citizenship Behavior：A Mediated Multifoci Model? [J]. Journal of Management，2007，35 (1)：112-135.

[28] Hayashi M. A Study of Relationship between Organiza -

tional Justice and Job Satisfaction ［J］. International Journal of Business & Management, 2010, 5 (12): 102-109.

［29］Cohencharash Y, Spector P E. The role of justice in or - ganizations: A meta -analysis. ［J］. Organizational Behavior & Human Decision Processes, 2001, 86 (2): 278-321.

［30］Liljegren M, Ekberg K. The associations between per - ceived distributive, procedural, and interactional organizational jus - tice, self-rated health and burnout. Work, 2009, 33 (1): 43-51.

［31］Farh J L. Accounting for Organizational Citizenship Be - havior: Leader Fairness and Task Scope versus Satisfaction ［J］. Journal of Management, 1990, 16 (4): 705-721.

［32］Farh J L, Earley P C, Lin S C. Impetus for Action: A Cultural Analysis of Justice and Organizational Citizenship Behavior in Chinese Society ［J］. Administrative Science Quarterly, 1997, 42 (3): 421-444.

［33］卢嘉, 时勘. 工作满意度的结构及其与公平感和离职倾向的关系 ［C］. 第九届全国心理学学术会议文摘选集. 2001.

［34］李倩. 知识型员工组织公平感与工作绩效的关系研究 ［D］. 东北财经大学, 2011.

［35］洪振顺. 组织公平对组织公民行为影响之研究—信任关系之观点 ［D］. 国立中山大学人力资源管理研究所硕士论文, 1996.

［36］李晔, 龙立荣. 组织公平感研究对人力资源管理的启示 ［J］. 外国经济与管理, 2003 (2): 12-17.

［37］范法明. 员工公平感与工作积极性 ［J］. journal of Beijing institute of finance and commerce management , 2002 (7): 39-41.

［38］张丰. 组织公平、工作满意度和组织公民行为关系研究 ［D］. 南京: 南京理工大学, 2010.

［39］纪春磊. 中学教师组织公平感、工作满意度和组织公

民行为的关系研究 [D]. 曲阜：曲阜师范大学，2010.

[40] 伍晓奕. 饭店员工薪酬公平感和满意感对员工工作积极性的影响 [J]，桂林旅游高等专科学校学报，2006，17 (2)：227-230.

[41] 谢礼珊，汪纯孝. 服务性企业员工心理受权与工作绩效实证研究 [M]. 北京旅游出版社，2004.

[42] 中国乡村医生生存状况调查报告（2011）[EB/OL]. http://ccc.6000y.com/443322/index.asp?xAction=xReadNews&New-sID=12.

[43] 赵延奎，尹文强，黄冬梅，等. 基本药物制度实施后乡村医生工作积极性影响因素分析 [J]. 中华医院管理杂志，2014，30 (5)：343-346.

[44] 刘培培，赵景阳. 新医改背景下乡村医生面临的困境与出路 [J]. 卫生经济研究，2013 (9)：23-24.

[45] 姚小飞. 乡村医生队伍建设可持续发展探析 [J]. 医学与社会，2014 (12)：41-44.

[46] 陈钟鸣，尹文强，贾海艺，等. 基本药物制度背景下基于扎根理论的乡村医生离职倾向形成机制研究 [J]. 中国全科医学，2015 (25)：3036-3040.

[47] 于倩倩，尹文强，赵延奎，等. 乡村医生对基本药物政策认知和评价及对策研究 [J]. 中国全科医学，2014 (19)：2277-2280.

[48] 于倩倩，尹文强，黄冬梅，等. 新医改形势下乡村医生的收入补偿现状及对策研究 [J]. 中国全科医学，2014，17 (28)：3356-3358.

[49] 刘亚. 组织公平感的结构及其与组织效果变量的关系 [D]. 华中师范大学，2002.

[50] Thibaut. J, Walker. L. Procedural justice：A spy cho

logical analysis ［J］. Hillsdale, NJ: E-rlbaum, 1975, （3）: 311-336.

［51］潘缘媛. 基层社区工作者组织公平感与组织承诺的关系研究［D］. 重庆大学, 2013.

［52］Greenberg, J. Organizational Justice: Yesterday, Today, and Tomorrow［J］. Journal of Management, 1990, 16 (2): 399-432.

［53］胡国平. B公司知识型员工组织公平感与离职倾向关系研究［D］. 华东理工大学, 2012.

［54］Cropanzano R, Byrne Z S, Bobocel D R, et al. Moral Virtues, Fairness Heuristics, Social Entities, and Other Denizens of Organizational Justice ［J］. Journal of Vocational Behavior, 2001, 58 (2): 164-209.

［55］郭玲玉. 中医临床护士组织公民行为的调查研究［D］. 黑龙江中医药大学, 2011.

［56］张修智. 石油企业员工组织公平感及其对工作满意度、离职意向的影响研究［D］. 上海交通大学, 2007.

［57］卢嘉, 时勘. 工作满意度的结构及其与公平感和离职倾向的关系［C］. 第九届全国心理学学术会议文摘选集. 2001.

［58］于海波, 郑晓明. 组织公平感对薪酬满意度的影响［J］. 科学学与科学技术管理, 2009, （8）: 186-191.

［59］张秀娟. 论职务晋升的激励作用与公正原则［J］. 南开管理评论, 2013, （2）: 9-18.

［60］刘亚. 组织公平感的结构及其与组织效果变量的关系［D］. 华中师范大学, 2002.

［61］严效新, 李成江, 赵永乐. 企业员工组织公平与组织公民行为关系的实证研究［J］. 现代管理学, 2009, （7）: 72-108.

［62］赖志超, 黄光国. 程序正义与分配正义: 台湾企业员工的正义知觉与工作态度［J］. 中华心理学刊, 2000, 41 （2）:

171-190.

[63] Tyler T R. Conditions leading to value-expressive effects in judgments of procedural justice: A test of four models [J]. Journal of Personality & Social Psychology, 1987, 52 (2): 333-344.

[64] Tyler T R, Lind E A. A relational model of authority in groups [J]. Advances in Experimental Social Psychology, 1992, 25: 115-192.

[65] Cropanzano R, Floger R. Referent cognitions and task decision autonomy: Beyond equity theory [J]. Journal of Applied Psychology, 1989 (74): 293-299.

[66] Borman W C, Motowidlo S J. Expanding the criterion domain to include elements of contextual performance [J]. Per - sonnel selection in organizations. 1993, 60 (3): 71-98

[67] Benjamin. Plateaued and non-plateaued managers: Factors in job performance [J]. Journal of Management, 1989 (7): 15-37.

[68] Borman W C, Motowidlo S M. Expanding the criterion domain to include elements of contextual performance [J]. Per - sonnel Selection in Organizations; San Francisco: Jossey-Bass, 1993: 71.

[69] Motowidlo S J, Van Scotter J R. Evidence that task performance should be distinguished from contextual performance [J]. Journal of Applied Psychology, 1994, 79 (4): 475-480.

[70] Van Scotter, J R, Motowidlo S J. Interpersonal facili - tation and job dedication as separate facets of contextual performance [J]. Journal of Applied Psychology, 1996, 8: 525-531.

[71] Cotton J L, Tuttle J M. Employee Turnover: A Meta-Analysis and Review with Implications for Research [J]. Academy

of Management Review, 1986, 11 (1): 55-70.

[72] Hom P W, Griffeth R W. Structural Equations Modeling Test of a Turnover Theory: Cross-Sectional and Longitudinal Analyses [J]. Journal of Applied Psychology, 1991, 76 (3): 350-366.

[73] Tett R P, Meyer J P. Job satisfaction, organizational com - mitment, turnover intention, and turnover: path analyses based on meta - analytic findings [J]. Personnel Psychology, 1993, 46 (2).

[74] Steers R M, Mowday R T. A model of voluntary em - ployee turnover [J]. Research in organization behaviour, 1981: 233-281.

[75] Lind E, etc. Voice, control, and procedural justice: Instrumental and noninstrumental concerns in fairness judgments [J]. Journal of Personality and Social Psychology, 1990, 59 (5): 952-959.

[76] Konovsky, etc. Perceived fairness of employee drug testing as a predictor of employee attitudes and job performance [J]. Journal of Applied Psychology, 1991, 76 (5), 698-707.

[77] R Pillai, etc. Fairness Perceptions and Trust as Mediators for Transformational and Transactional Leadership: A Two-Sample Study [J]. Journal of management, 1999, 25 (6): 897-933

[78] Masterson S S, etc. Integrating justice and social ex - change: The differing effects of fair procedures and treatment on work relationships [J]. Academy of Management Journal, 2000, 43 (4): 738-748

[79] Colquitt J A. Explaining Injustice: The Interactive Effect of Explanation and Outcome on Fairness Perceptions and Task Motiva - tion [J]. Journal of Management, 2002, 28 (5): 591-610.

[80] Konovsky M A, Cropanzano R. Perceived fairness of

employee drug testing as a predictor of employee attitudes and job performance [J]. Journal of Applied Psychology, 1991, 76 (5): 698-707.

[81] Heponiemi T, Manderbacka K, et al. Can organizational justice help the retention of general practitioners? [J]. Health Policy, 2013, 110 (1): 22-28.

[82] 刘亚等. 组织公平感对组织效果变量的影响 [J]. 管理世界, 2003 (3): 126-132.

[83] 胡飞飞, 员工组织公平感对工作绩效的影响研究 [D]. 南京: 南京理工大学, 2009.

[84] 方兵. 员工组织公平感与工作绩效关系研究 [D]. 邯郸: 河北工程大学, 2011.

[85] 汪新艳, 廖建桥. 组织公平感对员工绩效的影响 [J]. 工业工程与管理, 2009, 14 (2): 97-102.

[86] 徐灿. 组织公平感对员工工作绩效影响的实证研究 [D]. 南京理工大学, 2009.

[87] 程美斌. 不同性质员工组织公平感、责任感与工作绩效的关系研究 [D]. 济南: 山东师范大学, 2013

[88] 胡国平. B公司知识型员工组织公平感与离职倾向关系研究 [D]. 上海: 华东理工大学, 2013.

[89] 方航. 心理契约违背、组织公平感与离职倾向的相关研究 [D]. 重庆: 西南大学, 2012.

[90] 田辉. 组织公平、组织承诺与离职倾向关系研究 [J]. 学习与探索, 2014 (2): 114-118.

[91] 孔凡晶. 民营科技企业员工组织公平对工作绩效与离职倾向的影响研究 [D]. 吉林大学, 2012.

[92] 杨春江等. 组织公平感对离职意愿的影响-工作嵌入的中介作用 [J], 中大管理研究, 2013, 8 (2): 105-140.

［93］Niehoff B P, Moorman R H. Justice as a mediator of the relationship between methods of monitoring and organizational citi‐zenship behavior ［J］. Academy of Management journal, 1993, 36 (3): 527-556.

［94］Borman W C, Motowidlo S J. Task performance and contextual performance: The meaning for personnel selection re‐search ［J］. Human performance, 1997, 10 (2): 99-109.

［95］Cammann C, Fichman M, Jenkins D, et al. The Michigan organizational assessment questionnaire ［J］. Unpublished manuscript, University of Michigan, Ann Arbor, 1979.

［96］于倩倩, 尹文强, 黄冬梅, 孙葵, 魏艳. 山东省乡村医生组织公平感现状及影响因素分析 ［J］. 中国卫生资源, 2017, 20 (4): 369-373.

［97］朱琪, 罗科技. 薪酬公平: 前因与后果 ［J］. 华东经济管理, 2008, 22 (6): 92-97.

［98］陈浩, 薛婷, 乐国安. 工具理性、社会认同与群体愤怒——集体行动的社会心理学研究 ［J］. 心理科学进展, 2012, 20 (1): 127-136.

［99］杜创, 朱恒鹏, 姚宇. 乡村医生职业发展动力不足 ［J］. 中国医院院长, 2012 (15): 69-71.

［100］宫小苏, 栾敬东. 乡村医生医疗责任保险的基本问题研究—基于问卷调查结果 ［J］. 赤峰学院学报 (自然科学版), 2015 (5): 69-70.

［101］于倩倩, 尹文强, 赵延奎, 范海平, 魏艳. 乡村医生对实施基本药物制度支持度的影响因素分析 ［J］. 中华医院管理杂志, 2015 (10): 742-726.

［102］Konovsky M A, Cropanzano R. Perceived fairness of employee drug testing as a predictor of employee attitudes and job performance. Journal of applied psychology，1991，76（5）：698.

［103］Daileyl R C，Kirk D J. Distributive and procedural justice as antecedents of job dissatisfaction and intent to turnover. Human Relations，1992，45（3）：305-317.

［104］赵世超，孟庆跃. 乡镇卫生院卫技人员工作压力与离职意愿［J］. 中国公共卫生，2015，31（6）：704-706.

［105］李宁，罗妍，穆慧娟，等. 辽宁城乡医务人员组织公平感，职业风险及压力源与心理健康关系［J］. 中国公共卫生，2015，31（11）：1377-1380.

［106］尹文强，于倩倩，陈钟鸣，朱丽丽，贾海艺，郑骥飞. 乡村医生组织公平感现状研究［J］. 中华医院管理杂志，2016，32（4）：280-283.

［107］侯东栋. 一体化管理体制下乡村医生的选择困境［J］. 卫生软科学，2018，32（3）：9-13，30.

［108］魏峰，张文贤. 国外心理契约理论研究的新进展［J］. 外国经济与管理，2004，26（2）：12-16. DOI：10. 3969/j. issn. 1001-4950. 2004. 02. 003.

［109］郑骥飞，尹文强，崔雪丹，陈钟鸣，朱丽丽，贾海艺. 基本药物制度背景下乡村医生流失意图及影响因素分析［J］. 中国全科医学，2015（25）：3030-3035.

［110］李卫东. 乡村医生队伍建设研究—以烟台市牟平区为例［D］. 山东大学，2014.

［111］孔晓明，钟金女，张宝津. 杭州市余杭区乡村医生培训现况调查分析［J］. 中国农村卫生事业管理，2013，33（11）：1221 -1223.

［112］金连海，孙爱国，胡阳. 基于网络环境的乡村医生培训体系的构建［J］. 中国农村卫生事业管理，2011，31（10）：1011 -1012.

[113] 胡新业，蒲川，林幻，等．重庆市基本公共卫生服务绩效考核现状分析 [J]．中国全科医学，2014，17（29）：3527 -3530．

[114] 关曼璐．宁夏基层卫生人员激励机制研究—基于离散选择实验（DCE）的分析 [D]．宁夏医科大学，2014．

[115] 盛晶晶．浅析基本药物质量体系的现状及改进措施 [J]．大家健康（学术版），2014（4）：7-7．

后　记

　　本书从书稿的构思、撰写、修改、完成到出版，凝集了许多人对我的倾力支持与帮助，借此机会，我要向你们表达我最诚挚的感谢。

　　首先要感谢调研对象。他们是山东省及各调研地市的卫生健康行政部门管理者、基层医疗机构管理者和乡村医生。感谢你们的有效组织和安排，保证调研有条不紊的开展；感谢你们从繁忙工作中抽出时间为我们填写调研问卷；感谢你们对乡村医生队伍建设所提出的宝贵意见，人员众多，我就不一一致谢了，后期唯有继续做好、做精、做实研究，以期在政策依据、文章呼吁等方面尽我的绵薄之力。

　　感谢潍坊医学院尹文强博士科研团队的所有成员，特别感谢团队带头人尹文强教授，他的平易近人、一丝不苟、无私奉献让团队成员凝聚在一起，让我们有了奋斗的方向和目标。感谢团队成员黄冬梅、孙葵、陈钟鸣、郭洪伟、胡金伟、马东平、赵延奎、胡式良、李云伟、娄鹏宇、张晓林等老师，依旧清晰记得，我们齐心协力研制调研问卷的日日夜夜，为某一问题争论不休的场面，冒着严寒酷暑深入实地调研的热情，更忘不掉收获果实后举杯庆祝的喜悦，感谢你们的陪伴与帮助。

　　感谢于贞杰、郑文贵、林均昌、王春平等老师给予的大力支持和指导，你们丰硕的研究成果、所提的宝贵意见为本书提供了丰富的素材。感谢王素珍、王在翔、秦浩、吕军城、罗盛、崔庆霞、唐云锋、李京、井琪等老师在方法应用和研究设计中的指导与帮助。感谢公共卫生与管理学院的领导和老师们一贯的支持与帮助。

感谢管晖、崔雪丹、范海平、贾海艺、郑骥飞、朱丽丽、秦晓强、唐梦琦、马牧野、曹海虹、谭晖、唐昌海、丰志强、宋俊伟、闻庆柱等研究生在课题现场调研、资料收集和整理分析中的辛勤付出，你们洋溢的青春活力让我们青春永驻。感谢研究生赵春文、李子鑫对我书稿的校正。

感谢为本书撰写提供大量参考与借鉴的各位前辈及学人，你们的研究成果和学术积累让我得到了很多启示，为我开启了开展研究的智慧之门，为本书的撰写提供了很多可借鉴的学科知识和理论体系。

感谢知识产权出版社对本书出版的鼎力支持，感谢本书的责任编辑张珑老师，从本书框架设计到细节呈现，她都以高度敬业的精神，润色斧正，精益求精。

感谢家人对我的鼓励、支持和帮助。感谢生我养我的父母，面对每日繁忙的女儿没有抱怨只有支持；感谢公婆，无怨无悔的承担了照顾女儿的重担；感谢我的先生尹呈良，让我拥有一个幸福温暖的避风港湾，可以全身心的投入工作；感谢乖巧懂事的女儿给了我生活的乐趣，每次看到她灿烂的笑容，听到她讲的幽默故事，疲惫一扫而光；感谢妹妹的陪伴帮助，让我体会到姐妹情深的幸福，衷心祝愿他们身体健康，快乐永伴。

本书是国家自然科学基金项目"新医改形势下乡村医生发展研究"（项目批准号：71373182）、山东省自然科学基金项目"组织公平视角下山东省乡村医生的激励机制研究"（项目批准号：ZR2014GL011）和山东省医药卫生科技发展计划项目"乡村医生组织公平感对离职倾向、工作绩效的影响机制研究"（项目批准号：2015WS0060）的研究成果，在此衷心感谢国家自然科学基金委员会、山东省自然科学委员会、山东省卫生与计划生育委员会和潍坊医学院的资助。

最后，感谢潍坊医学院为广大教职员工营造的良好教学科研环境，让我们不忘初心、乐教乐研，既能潜心教书育人，又能致力科研创新，愿潍坊医学院的明天更美好。

由于本人才疏学浅，书中难免有不足和疏漏之处，希望各位同人不吝赐教。

于倩倩

2019年6月